阅读成就思想……

Read to Achieve

Transforming Emotional Pain
in Psychotherapy
An emotion-focused approach

治愈
情绪痛苦

转化心理痛苦的
情绪聚焦疗法

［爱尔兰］ 拉迪斯拉夫·提姆拉克（Ladislav Timulak）◎ 著

姚玉红 吴睿珵 祖燕飞 ◎ 译　陈玉英 ◎ 审译

中国人民大学出版社
·北京·

图书在版编目（ＣＩＰ）数据

治愈情绪痛苦：转化心理痛苦的情绪聚焦疗法 /
（爱尔兰）拉迪斯拉夫·提姆拉克（Ladislav Timulak）
著；姚玉红，吴睿珵，祖燕飞译. -- 北京：中国人民
大学出版社，2022.8
书名原文：Transforming Emotional Pain in
Psychotherapy: An emotion-focused approach
ISBN 978-7-300-30853-1

Ⅰ. ①治… Ⅱ. ①拉… ②姚… ③吴… ④祖… Ⅲ.
①情绪障碍－治疗 Ⅳ. ①R749.405 97

中国版本图书馆CIP数据核字(2022)第133196号

治愈情绪痛苦：转化心理痛苦的情绪聚焦疗法

[爱尔兰]拉迪斯拉夫·提姆拉克（Ladislav Timulak） 著

姚玉红 吴睿珵 祖燕飞 译

陈玉英 审译

Zhiyu Qingxu Tongku : Zhuanhua Xinli Tongku de Qingxu Jujiao Liaofa

出版发行	中国人民大学出版社			
社 址	北京中关村大街 31 号		**邮政编码**	100080
电 话	010-62511242（总编室）			010-62511770（质管部）
	010-82501766（邮购部）			010-62514148（门市部）
	010-62515195（发行公司）			010-62515275（盗版举报）
网 址	http://www.crup.com.cn			
经 销	新华书店			
印 刷	天津中印联印务有限公司			
开 本	720 mm×1000 mm 1/16		**版 次**	2022 年 8 月第 1 版
印 张	17 插页 1		**印 次**	2024 年 12 月第 4 次印刷
字 数	210 000		**定 价**	89.00 元

版权所有　　　　侵权必究　　　　印装差错　　　　负责调换

中文版序

　　有机会为我的书撰写中文版序真是太令人兴奋了。通过陈玉英和上海关怀中心组织的情绪聚焦疗法培训项目，我开始了解中国。很高兴来到中国，并与陈玉英博士的团队和她的丈夫苏崇武博士共度一段美好的时光，由此开始了解中国及中国的心理学和心理治疗。在上海的培训中，我认识了很多心理健康专业人士，我发现，无论是在中国还是在世界上其他我更熟悉的地方，心理学家和心理治疗师从个案身上了解到的情绪痛苦和问题都是一样的，这让我感觉再次丰富了自己的认识。正如卡尔·罗杰斯所说，最个性化的就是最普遍的。中国的心理治疗求助者和心理健康专业人士也让我体验到更多不同的文化，帮助我反思自己在斯洛伐克和爱尔兰生活的大部分经历。从中我得以再次领会到，虽然地理距离遥远，人们之间的共同点还是比我们认为的要多得多。

　　很高兴本书被翻译成中文，因为我希望它会促进情绪聚焦疗法在中国和世界各地华人中的进一步发展。期望它能为中国和国际心理健康服务及心理治疗做出些许贡献，盼望它能促进中国和其他国家的本土化研究，从而使精神卫生服务的发展更加国际化和全球化。我们不仅能够合作共赢，还会促进心理健康干预措施的全面改善。我要感谢所有为本书的翻译和出版做出贡献的人，特别是译者姚玉红、吴睿珵、祖燕飞，审译者陈玉英，以及编辑杜晓雅和柳小红。我希望在疫情后能马上见到大家，无论是在中国还是在世界上任何其他地方都非常令人期待。

拉迪斯拉夫·提姆拉克

于都柏林

2021.12

推荐序一

很高兴为本书写序。情绪聚焦疗法（emotion-focused therapy，EFT）基于"我感觉，故我在"的概念，认为情绪的重要性并不次于认知；相反，情绪为生活提供了色彩和意义，是我们生活的永恒伴侣，支配着我们做了很多事情。正如文森特·凡·高在给其弟弟的信中所写："不要忘记，小小的情绪是我们生命的主宰，我们在不知不觉中就遵从了它们。"

情绪是一种适应性资源和意义系统，而不是一种需要通过宣泄来摆脱的东西，或者需要被改变、被削弱或通过理性被纠正的东西。随着这种观点的出现，对情绪在人际关系和心理治疗中作用的理解使心理治疗发生了翻天覆地的变化。这种"新面貌"已经为心理治疗研究设定了一个新的日程——确定如何才能促进情绪的最佳转化，并将情绪作为独立的变量来对待，而不是作为认知的次要因素。临床专业工作者目前面临的关键问题是如何更好地促进人们对情绪的了解和认识，以及如何帮助人们转化难以适应的情绪。本书有助于理解如何促进这种情绪转化。

正如本书所展示的那样，针对情绪的工作存在着二元性。这是因为原发性情绪既是信息的载体，又是快乐和痛苦的源泉。情绪经常以一种直接的、个体特有的方式为我们提供关于自己和他人的信息，它们是即时的、亲密的、有个人意义的。我们需要关注这些情绪，需要用语言表达它们，以便让它们更加清晰，从而促进我们对自我的理解。但当过去的伤害或忽视导致情绪变得太痛苦而让人难以承受时，它们就会失去赋予意义的功能，成为淹没一切的、破坏性的体验。这些感受带来的强烈痛苦可能成为威胁的根源，它们会产生让人难以忍受的体验，并可能对个体心理上的存在感构成威胁。在这种情况下，个体就需要对它们进行转化或调节，以保持自我的一致性（self-coherence）。

基于情绪的首要性和接纳情绪的重要性这两条原则，经过过去几十年的发展后，EFT 开始强调情绪转化的重要性，提出改变情绪的最佳方式是使用另一种情绪予以平衡（Greenberg，2002，2010）。拉迪斯拉夫·提姆拉克作为第二代情绪聚焦领域的治疗专家、理论家、培训师和研究者，拥有绝佳的身份来拓展和发展这种方法，就像他在本书中所做的那样。本书对理解心理治疗中情绪转化的过程做出了重要的贡献。

本书将促进 EFT 的实践应用，并将为已经在世界各地进行的相关培训增加更多内容。除了拉迪斯拉夫在爱尔兰推动的培训计划（在该项目中相关理念得以实施）外，现在在欧洲、亚洲和北美洲还有许多培训项目。在这些培训项目中，人们了解到情绪痛苦不能被简单地理解为是由认知或行为上的困难引起的，而是源自灵魂深处隐性的痛苦。人们认识到，需要通过直面本想要回避的痛苦来改变它，并创造新的意义来改变自我叙事，从而最终获益。

通过本书，拉迪斯拉夫·提姆拉克展现出他对治疗性改变过程的洞察力，展示了人们是如何转化情绪痛苦的，做出了独创性的贡献。

莱斯利·格林伯格（Leslie Greenberg）

于多伦多

2014.9

推荐序二
转化是有效治疗的关键

收到玉红教授给我发来的翻译书稿，首先映入我眼帘的两个字是"转化"。在心理治疗发展日新月异的今天，人们更清醒地认识到：治愈不仅仅是治疗的理想效果，而是从一开始就存在的自我成长、自我康复、自我拓展的潜能，转化才是治愈的基本动力！

情绪是一种通过生理唤醒、认知评价和行为及表达反应带来改变的复杂模式，是人类进化的产物，是人类体验的外在表现，也是一种强大的精神力量。情绪将我们的大脑、身体和神经系统联系起来，帮助我们应对环境、提高适应能力。因此，情绪履行着与动机、社会和认知相关的多重功能，为人与他人和环境之间的相互关系提供丰富的信息。情绪既是信息的载体，也是快乐和痛苦的源泉；无论多么糟糕的情绪，都可以通过转化，与人的内在进行联结，并产生积极的变化，将人们带入好的状态。

情绪聚焦疗法（EFT）结合了依恋理论、经验学派、人本主义及系统理论，是一种研究型的心理疗法，迄今为止主要的研究领域是抑郁、创伤和婚姻困境。这种治疗方法也在对其他心理困扰的治疗中取得了新的进展，例如进食障碍、社交焦虑障碍和广泛性焦虑障碍等。有证据表明，该疗法具有持久性和变革性的影响，尤其是在北美地区越来越受欢迎。

在本书中，我们欣喜地看到，历经几十年的发展，当今的 EFT 更加强调转化的重要性，提醒人们认识到，我们需要通过直面想要回避的、源自内在的、心灵深处的痛苦，用情绪转化情绪，用创造新的意义来改变叙事，从而获得情绪回应的能力，发展出相互滋养的亲密关系。EFT 的创立者之一莱斯利·格林伯格的研究发现：对情绪的探索、唤起、表达和转化是心理治疗是否有效的关键因素，也是 EFT 最持久有效的干预方式。

感谢玉红教授和玉英博士翻译、审译了这本书，让更多的助人者及陷入心理痛苦的求助者有机会系统性地了解在治疗性改变的过程中，情绪是如何被转化的。

最后，建议读者将这本书与《与情绪和解：治愈心理创伤的 AEDP 疗法》（希拉里·雅各布·亨德尔著）以及《探索情绪痛苦：以 EFT 为基础的整合心理疗法》（陈玉英著）等书一起阅读。

孟馥

于上海

2022.6

推荐序三
见树与见林

提姆拉克教授喜欢我们叫他的小名拉卓，好像这样亲切一点。他生于斯洛伐克，后来移民到爱尔兰。在 2018 年初次来到中国上海进行 EFT 培训期间，他对这个国家充满了好奇，三度来沪之后，他最大的心愿就是也带他的妻子和儿女们来看看中国发展的奇迹！可惜近年来疫情频仍，一直尚未如愿。

EFT 创始人格林伯格擅长根据循证研究的结果，发展出一个又一个的治疗任务（task)，例如自我批评、未竟事宜、自我打断，等等，让治疗师可以在看见标记（marker）的时候，开始进行各个不同的任务。学员们在学习 EFT 的过程中，要知道在"共情的大海"中寻找"可工作的岛屿"，然后上岛工作。这感觉就像进入森林中见到一棵又一棵不同品种的树木。当你学会如何辨认树木，就知道要在这棵树下进行什么活动，达成什么目标。但是，对于个案的整体概念化，以及整个治疗过程的全貌，似乎不是很清晰，有点只见树木不见森林的遗憾。

拉卓是格林伯格与艾略特两人的徒弟，被誉为第二代 EFT 培训师 / 研究者中的佼佼者。他在爱尔兰的都柏林圣三一学院授课并训练 EFT 治疗师进行研究。他的第一本"小书"就为 EFT 群体做出了巨大的贡献——为我们提供了一张"见林"的地图，也为

EFT 的个案概念化提供了一个简易的流程。

如果把这张地图分为三个阶段，那么第一阶段就是从来访者目前笼统的、不清晰的全面痛苦，追溯到其触发事件，并评估来访者处理情绪的能力与风格。对于情绪太多或太少的来访者，治疗师需要先进行情绪调节或处理情绪打断，并理解来访者对于此问题的自我对待态度是自我责备性的还是焦虑的，抑或是自我忽略的。当探索过程触及来访者的核心痛苦之后，治疗就进入了第二阶段，即经由核心痛苦探索来访者过去未满足的需求。拉卓也把核心痛苦归纳为三种主要情绪：孤独、羞耻、恐惧／惊恐；与之相对的需求也很清晰：被爱、被认可、安全感。第三阶段开始转化痛苦，先唤起自我关怀，如果此路不通则唤起保护性愤怒，给来访者赋能。总而言之，拉卓把 EFT 变得更容易理解，治疗师按图索骥，带领来访者穿越树林的地图也更清晰了。

感谢姚玉红老师的慧眼，主动带领团队将本书翻译成中文，惠及所有对 EFT 感兴趣的心理学专业人士。不论是先看全局再进入细节，还是先进入森林体验再跳出来看全局，将本书与拙作《探索情绪痛苦：以 EFT 为基础的整合心理疗法》并读，都会有助于更好地掌握 EFT。

陈玉英

于上海

2022.6

译者序
理解来访者核心困难的另一个窗口

　　道理都懂，怎么还是做不到有效改变？这应该是很多心理咨询师或心理治疗师和来访者都感到困惑和一筹莫展的问题。我在学习了认知行为流派、人本主义流派、叙事流派、系统式家庭治疗流派之后，遇到了情绪聚焦疗法（EFT），现在我觉得情绪是理解来访者核心困难的另一个非常重要的窗口。临床实践对于这个窗口的有效性似乎一直不够重视，原因可能包括理性至上的时代强音、追求立竿见影的高效率等。当然，凡事都应该冷静地想清楚、讲道理，然后付诸实践，但人的完整性恰恰在于感性和理性的平衡，没有感性的理性显得干瘪而乏味，没有理性的感性又缺乏规则与界限。我在跟随陈玉英老师学习 EFT 的过程中得知，本书通俗易懂，实操性强；另外，本书英文名中的"痛苦情绪的转化"也非常吸引我，于是就主动请缨翻译此书。感谢作者的信任，在与伙伴们合作翻译的过程中我也再次深化了对 EFT 的理解。下面我把几点印象深刻的收获与大家做个剧透式分享，希望有助于更多的中国心理咨询师或心理治疗师（下文统一简称"治疗师"）了解，情绪如何推动了心理治疗中的改变。

　　在 EFT 中，治疗师的角色定位是积极主动但循序渐进的，治疗师应该对情绪、认知和行为之间的循环因果有深刻理解。治疗师会问来访者："此情此景下你的感受如何？这样的感受会推动你做什么？"聚焦情绪的时候，治疗师特别擅长对模糊一团的核心痛苦情绪抽丝剥茧，分化不同的情绪层次。例如，当来访者在空椅技术中对母亲说出"你这头恶毒的老母牛"时，治疗师能引导她从这种继发性愤怒中看到自己心底里的原发情绪是"对被攻击、被羞辱的害怕"和"因为被拒绝而缺失母爱的悲伤"。

这样由表及里的转化过程并不容易，当来访者在当下明白所谓"应然"却做不到困难的"实然"时，EFT 治疗师给予理解的角度独特而充满支持和涵容，其中的人文关怀让我既感慨又佩服。EFT 治疗师会从三个层次来回应来访者：

- "你还是拒绝她，因为太难相信这是真的了。"
- "你这样拒绝她，心里有什么感觉？一定有你的原因。"
- "如果……当然现在你确实还做不到，我只是说如果你能接受一点点，那后面会发生什么？"

三种层次的回应，从接受来访者当下真实的状态，到尝试理解这种状态的来由，再到最后促进来访者小心地尝试改变，理解来访者对于改变的个人化忧虑或痛苦感受。

EFT 的整体转化过程强调真实透明、充满关爱的治疗关系，不断引导来访者分辨核心痛苦情绪背后所隐藏的未满足的需求，例如，"我觉得被抛弃了"常常意味着"我对联结和爱的需求没有得到满足"；"我感到羞耻"常常意味着"我对肯定和自我接纳的需求没有得到充分的满足"；"我被吓到了"常常意味着"我对安全的需求被削弱了"；等等。

还有很多收获值得细细回味，希望我挂一漏万的分享不会把大家带偏，衷心推荐大家仔细阅读本书，慢慢应用，持久学习。在此感谢吴睿理、祖燕飞的热情加入，陈玉英老师的审译，感谢编辑杜晓雅、柳小红等老师的促成。因为他们，此译本才得以呈现。书中对咨询师和治疗师未做严格区分，对于一些尚未有定论的翻译，我们把英文原文也同时标注在括号中。当然，由于水平所限，译稿肯定仍存在诸多不足之处，期待读者们、同行们的批评指正、反馈交流。

姚玉红

于上海

2022.2

目　录

● ●　**第一部分　理论概念**　● ●

● ●　第二部分　实践应用　● ●

第 1 章

导言

    本书在情绪聚焦疗法（EFT）的治疗框架下聚焦于心理治疗中的情绪痛苦及其转化（Elliott, Watson, Goldman & Greenberg, 2004; Greenberg, 2002; Greenberg & Johnson, 1988; Greenberg, Rice & Elliott, 1993）。当前，介绍运用 EFT 来应对来访者各种问题的相关书籍、论著和文章已有很多，本书的独特框架基于帕斯夸尔－里昂和格林伯格首先提出的情绪转化模型（Pascual-Leone & Greenberg, 2007; Pascual-Leone, 2009; Pascual-Leone, 2005; Kramer, Pascual-Leone, Despland & de Roten, in press; Paivio & Pascual-Leone, 2010）。此模型后由提姆拉克在都柏林圣三一学院带领研究小组做出进一步发展（e.g., Crowley, Timulak, McElvaney, 2013; Dillon, Timulak, Greenberg, 2014; Keogh, Timulak, McElvaney, 2013; Keogh, O' Brien, Timulak & McElvaney, 2011; McNally, Timulak & Greenberg, 2014; O' Brien, Timulak, McElvaney & Greenberg, 2012; Timulak, Dillon, McNally & Greenberg, 2012），最终由提姆拉克和帕斯夸尔－里昂合力完成（2014）。情绪转化模型是一个整合了精神病理学理论和心理治疗理论（如个案概念化和治疗策略）的框架。

    EFT（Greenberg et al., 1993; Greenberg, 2002; Greenberg & Johnson, 1988）是

一种研究型的心理疗法，迄今为止，其主要研究领域聚焦在抑郁、创伤和婚姻困境上（Elliott，Greenberg，Watson，Timulak & Freire，2013）。这种治疗方法也在对于来访者的其他困扰的治疗中取得了新的进展，如进食障碍（Lafrance Robinson，Dolhanty & Greenberg，2013）、社交焦虑障碍（Elliott，2013；Shahar，2013）或广泛性焦虑障碍（Timulak，McElvaney，Martin & Greenberg，2014）。有证据表明，该疗法具有持久性和变革性的影响（Elliott et al.，2013），普及度日益提高，尤其是在北美地区越来越受欢迎。这一点可以由各位学者出版的关于 EFT 的大量书籍证明：Elliott et al.（2004）；Greenberg（2002；2011）；Greenberg（1993）；Greenberg & Goldman（2008）；Greenberg & Johnson（1988）；Greenberg & Paivio（1997）；Greenberg & Watson（2006）；Johnson（2004）；Paivio & Pascual-Leone（2010）；Watson，Goldman & Greenberg（2007）。该方法具有坚实的研究基础，本书将对其中一些研究进行介绍。

　　本书提出了一个关于人类痛苦（更传统的术语称之为精神病理学）的理论和一个应对这种痛苦的治疗模型。这个模型认为，情绪痛苦是对伤害的反应，这种伤害妨碍或违逆了人类基本需求的实现，即被爱、有安全感和被认可的需求。本书是针对接受专业培训（临床和咨询心理学、心理咨询和心理治疗）的学员和正在接受 EFT 进一步培训或对这一方法有兴趣的专业人员编写的。对具有一定 EFT 背景的人而言，学习本书最为有益。

人类的痛苦：情绪痛苦

　　正如本书稍后会提到的，一些对心理疗法的研究表明，来访者心理世界背后的动机是对安全感、归属感和创造性自我实现的渴望。很容易看出，这一结论与神经科学家达马西奥（Damasio）提出的论点有相似之处，他认为所有生物的驱动力都是蓬勃发展和充分发挥潜力（Damasio，2011），这一原则体现在生物学、文化和社会层面上。

人们已经认识到在心理层面上，内在需求的满足与个体的幸福感、成就感和对社会的贡献彼此相关（关于满足内在需求，见 Deci & Ryan，2000）。然而，人类的经验充满了现实的和可能的逆境，它们会阻碍我们满足核心的基本需求，因此带来心理（情绪）上的痛苦体验。人类的经验既有欢乐，也有痛苦。当我们的基本需求得到满足时，快乐就实现了；当我们的基本需求被违逆或得不到满足时，痛苦就出现了。一些人比其他人更幸运，更少遭遇痛苦和苦难，但遭遇痛苦肯定是不可避免的。本书的重点是心理痛苦及其在心理治疗中的转化，这种痛苦通常被描述为情绪痛苦（Greenberg，2002），最近也被称为社交痛苦（social pain，MacDonald & Jensen-Campbell，2011）。本书将聚焦于心理痛苦如何发展、如何被体验、被转化，进而导向更充实和成熟的生活。

心理痛苦（情绪痛苦）可以被定义为一种不愉快的、难以承受的、令人不安的内在体验。一般表现为广泛性的痛苦、身体躯干（如头部、喉部、颈部、肩部、腹腔神经丛、胃部）的生理性紧张，以及混杂的不安情绪和想法。心理上的痛苦也表现为焦虑和抑郁的症状。人们可能因焦虑或强迫性想法而无法入睡，或因紧张而感到疲惫；人们可能会感到恐慌，身体上出现令人厌烦的症状，或感到绝望无助，从而与他人隔绝交往，无法享受生活中的乐趣。

情绪和身体上的痛苦似乎拥有共同的神经回路，这就是为什么我们会用同一个词来描述心身问题带来的痛苦后果（Eisenberger，2011）。例如，艾森伯格（Eisenberger）在回顾她和同事们的研究时指出，对生理痛苦更敏感的人对于在社交中被排斥也更敏感。此外，她指出，药理学研究表明，调节生理痛苦也可以调节社交痛苦。

情绪痛苦也会伴随令人不适的生理性表现，会产生有形的身体痛苦。情绪痛苦会让肌肉紧张，影响我们的呼吸、消化、思维（可能是思维狭隘或反刍）、睡眠、疲劳程度、食欲并导致生理疼痛（可能与肌肉紧张相关）。情绪痛苦也会表现在心血管、神经内分泌系统和免疫系统的变化上，这些变化最初会激活并警醒机体，但长期来看，对我们的整体健康有负面影响，如皮质醇水平升高（Dickerson，2011）。在其更极端的形式中，情绪痛苦可能表现为强烈的情绪失调（Bradley et al.，2011）。

然而，情绪痛苦和生理痛苦也有一些显著的不同之处。例如，对于情绪痛苦的记忆比对于生理痛苦的记忆更令人不安，对情绪痛苦的预期更容易被提前体验（Chen & Williams，2011）。如果我们经历过羞辱，那么对它的回忆会让我们畏缩。同样，如果我要在一个充满敌意的环境中演讲，那我会紧张和焦虑，因为预感自己会被拒绝，害怕丢脸。我的身体会让我感到这种焦虑，我能够想象出在面对批评或嘲笑时的羞耻体验。

医学（精神病学）和心理学等科学学科往往不直接谈论情绪痛苦。当试图捕捉心理痛苦时，这些学科侧重于描述常见的症状，如焦虑、回避行为、消极思维、失眠、易怒、肌肉紧张、对未来的负面看法、强迫思维、强迫行为等。这些学科根据症状群对人进行分类，并把某些症状出现而另一些症状没有出现作为某个诊断的基础。同时，这其中的许多症状，诸如抑郁和焦虑不安（以上学科仅仅关注可能会加重或恶化这些痛苦感受的潜在诱因）等常常继发于某些原发情绪（Greenberg，2002），这些原发情绪可能以不易察觉的情绪状态表现出来，如孤独、丧失感、羞耻、被评判的感觉（Dickerson，2011；Greenberg & Watson，2006；MacDonald，Borsook & Spielman，

2011）和令人沮丧的创伤、害怕、恐惧（Ford，2009）。

主流的诊断分类系统，如 DSM（American Psychiatric Association，2013），很少考虑个体对应激源的反应对这些症状所产生的影响。这些应激源可能与个体当前的生活状况相关，也可能曾经参与形成某些特定症状。这些诊断分类系统极少在考虑个体生活状况、生活史、生物和发展倾向的前提下来理解其当下的症状；相反，DSM-5 侧重于回答这样一个问题，即个体的心理表现是否符合相关规范，以及这些表现是否会对日常生活功能造成不利影响。DSM 这类分类系统并不关注痛苦与个体的整体自我感觉（如疲劳、应激、躯体痛苦的表达和忍耐等相关的生理水平指征）之间的关系、个体在社会中的自我意识及其在家庭或亲密关系中的自我意识。主流的诊断分类系统并没有在考虑个体的人生计划、生活史及个体的需求和愿望的背景下理解其心理痛苦。

然而，要充分了解人类的痛苦，我们需要懂得人在生活中追求的是什么。除了心理学，来自哲学、科学和神学的许多理论和方法都试图回答这个问题。人为何奋斗的问题也因此变得形而上了，人们为之提出了各种各样的概念。这些概念的塑造和形成往往受到个人信念、世界观、科学家和心理学家等研究者的偏好的影响。因此，这些概念在各个学科内部和学科之间都存在诸多分歧，拥有不同的价值观，形成了不同的结论。大多数概念都以理论家的信念为基础设定了先验条件。

每一位治疗师都是一位理论家，他们试图理解人们在遭受痛苦以及经历心理和情绪痛苦时哪些需求没有得到满足。因此，治疗师工作中非常关键的部分就是要考虑人们的哪些需求没有得到满足。虽然不可能完全了解人们在生活中为什么而奋斗，但是我们可以观察到一些原则，而这些原则显示出人们努力奋斗的方向。

应对情绪痛苦

几个世纪以来，为了应对情绪上的痛苦，有人寻求非正式和正式的帮助，有人提供这样的帮助。提供这种帮助的人包括家庭成员或儿童照顾者、朋友、熟人，以及经过正规培训的医生、牧师、教师、长者和近年来出现的心理学家、心理咨询师和心理治疗师。这些人提供了专注的在场支持、倾听及更积极的指导。然而，在 20 世纪，随着心理学及心理咨询和心理治疗研究的发展，我们对运用心理方法提供的各种形式的帮助有了更科学的理解。例如，近期的脑神经科学研究证明，他人的关心和共情会对大脑的痛觉中枢产生类似镇痛的效果（Panksepp，2011）。更深入的研究表明，得到社会支持可以提高个体身体耐受痛苦的阈值（Eisenberger，2011；Master et al.，2009），或减少以神经活动形式检测到的威胁感受（Coan et al.，2006）。还有许多研究证明（各种形式的）社会支持有助于提高个体承受身体和情绪痛苦的能力（Brown, Sheffield, Leary & Robinson, 2003；Eisenberger, Taylor, Gable, Hilmert & Lieberman, 2007）。

然而，尽管社会支持对于应对情绪痛苦有积极的作用，我们对其如何减轻（有时是转化）情绪痛苦也有了深入的理解，但我们处理情绪痛苦的能力仍有明显的局限性。虽然通过非正式的社会帮助或者正式的心理咨询或心理治疗，许多情绪痛苦已被转化，人们由此过上了更安全、更敏锐、更有联结感和更有创造力的生活，但还有一些痛苦因为其复杂性、承受痛苦的个体的生活史、所经历的逆境的严重程度，以及可能影响个体生理复原力的遗传和生物倾向性等因素而没有得到转化。

对于心理疗法的研究正在试图提炼和区分情绪痛苦的转化过程。我们已经知道存在很多助益性因素，但对于哪些实际的心理过程可能对情绪处理做出最佳反应，我们还想知道更多。我们想了解不同类型的情绪痛苦可以通过什么类型的干预过程而得以转化（Castonguay & Beutler，2006）。帮助应对情绪痛苦的办法数不胜数。这些方法通常是相似的或互补的，尽管有时它们遵循完全相反的步骤。

本书致力于讨论如何应对人类的心理痛苦。它提供了一种更强调直面和应对痛苦而不是避免或压抑痛苦的观点。本书聚焦于让人们认识到存在一种潜在的痛苦——它可以告知人们自己的未满足的需求，并通过自我和他人产生的情绪反应来应对这些未满足的需求。与其他方法不同的是，这种方法并不假设人们有非理性的想法，也不注重解释未解决的冲突是如何在日常生活中无意识地、无效地表现的。尽管如此，这种方法也承认，人们并不总能完全理解自己的经历和因此产生的行动倾向。

这里所说的方法假设，存在一种生物脆弱性，如对神经基质的反应性的影响（Caspi & Moffitt，2006），这种脆弱性由强大的遗传和环境因素造成，会影响人类感受心理痛苦的程度。事实上，遗传倾向可以解释为什么有些人对身体和心理痛苦都更敏感（Way & Taylor，2011）。它甚至可能使一些人倾向于对社交伤害（如拒绝的形式）做出更激烈和更具攻击性的反应（Way & Taylor，2011）。然而，研究也表明（Ford，2009），正是情感伤害，尤其是长期的情感伤害经历，导致个体有持久的情绪痛苦和进一步的脆弱性，以及对伤害感受的敏感性。当个体的诸如被爱、有安全感和被认可等基本需求的实现被妨碍或阻止时，个体就会体验到情绪痛苦。

人际伤害可能以排斥、拒绝[①]、心理和 / 或生理上的伤害及侵入性攻击的形式出现。所有这些形式的伤害都是对个体健康生活乃至生存最根本的、直接或间接的威胁。例如，受到负面评价的经历可能会提高皮质醇水平，给机体造成负担，因此可能

[①]　人际排斥和拒绝的叠加效应及独立效应经由实验得以证明（MacDonald，Borsook，Spielmann，2011）。

会导致各种身体健康问题（Dickerson，2011）。被排斥会导致心理退缩和生理性病变（DeWall，Pond & Deckam，2011）。受到创伤性攻击会产生令人沮丧的、无法控制的体验，这种体验不但会产生即时的影响，还会带来创伤后的影响（Ford，2009）。

创伤性的触发事件和个体在特定情况下的需求之间的相互作用，常常会导致人们经历情绪痛苦。事实上，情绪反应都是在与触发事件相关的需求条件下个体做出的对触发事件的反应（Greenberg，2011）。我们会不断地评估各种情境是否满足了我们的需求，而评估的结果表现在我们的情绪体验中。正如人们的需求及由此产生的情绪反应与情境相关，每个触发事件也都与特定情境相关。如果我的妻子对我寻求安慰的需要（需求）没有反应（触发事件），我会感到失望（情绪反应）；而如果是其他和我在情感上相关性不太高的人这么做，我的反应可能不会那么明显。

针对心理治疗的研究对有抑郁和焦虑问题的来访者的痛苦情绪进行了分析（Crowley，Timulak & McElvaney，2013；Keogh，Timulak & McElvaney，2013；Keogh，O' Brien，Timulak & McElvaney，2011；McNally，Timulak & Greenberg，2014；O' Brien，Timulak，McElvaney & Greenberg，2012；Timulak，Dillon，McNally & Greenberg，2012）。研究表明，当心理需求没有得到满足或没有得到回应时，个体会产生一种情绪痛苦的体验，这些情绪痛苦围绕着下述需求展开：（1）被爱、被理解、与人联结的需求；（2）被尊重、被认可、被欣赏的需求，这类需求通过个体的所作所为和身份归属才能得以确认；（3）对安全和保障的需求。这些需求如果没有得到满足或被违逆，就会让来访者体验到情绪痛苦，进而寻求治疗。这些需求似乎与处于情绪痛苦核心的情绪群（clusters of emotions）相联系。这些情绪群包括：（1）孤独和丧失（悲伤）相关情绪群，与被爱和联结需求相关；（2）羞耻相关情绪群，与价值需求相关；（3）恐惧或惊恐相关情绪群，与安全需求相关。

　　我认为，将人类痛苦用那些潜在的情绪体验予以概念化，比将其用表层的精神病理学加以概念化（如抑郁和焦虑）更有意义。在 EFT 中，这些症状在传统上被认为是继发情绪（Greenberg，2011），因为一般而言，它们和潜在痛苦相比是继发性的。如果我感到被排斥或被否定，我不仅会感到悲伤或羞耻，而且如果我在悲伤和羞耻中被包容和支持的需求得不到回应，继发性的绝望、无助和抑郁就会随之而来。如果我感到非常孤独，而且对被爱和接近某人的需求没有得到满足，我可能会让自己屈服于这些感觉，不指望它们会改变。当我的需求长期得不到满足时，我就会感到沮丧，有时还会烦躁，从而对自己寻求他人亲近以及他人亲近自己的尝试都不屑一顾。交织着悲伤、绝望、无助，或许还有对自己或他人感到烦躁的情绪会包围着我；我还可能会用一些方法来回避他人。因此，绝望、无助和沮丧将因为我最初的被遗弃感或羞耻感相继产生。类似地，因为经历创伤（恐惧）、排斥和拒绝是痛苦的，我们自然会感到焦虑不安，并担心自己可能会再次有这样不好的经历。焦虑让人感到不舒服，让人产生逃避的行为倾向，并聚焦于预期的危险，从而保持警觉并行动起来。就短期来说，这可以提高人的反应，但从长远的角度看，对身心健康的影响却是负面的。由于担心遭遇更加痛苦的经历而引发的焦虑本身是让人不舒服的，因此个体会调动各种各样的回避策略，限制自己的活动，从而无法满足基本的心理需求。回避现象可以表现在行为或情绪方面。在行为上，我们尽量避免任何可能引发焦虑的因素，例如，我们可能会避免被评价或拒绝的情况。这种行为的一个极端是场所恐惧症，导致我们逃避几乎所有的场所和情境。情绪回避的特点是我们采取各种措施，意在避免感受焦虑，尤其是潜在的痛苦情绪。

　　为了避免痛苦，人们采取了很多策略。例如，为了避免羞耻、被遗弃和恐惧等情绪痛苦，人们可能会麻痹自己、与情绪解离或忽视自己的体验，或者人们可能会大怒，攻击痛苦的根源，掩盖潜在的痛苦。在另一些时候，回避可能是刻意的，人们会尝试使用药物或酒精带来麻木和放松，以期快速逃离痛苦。人们也会想象和担忧所有可能存在的危险情境，从而让自己做好应对准备。为了消除可能的威胁，人们可能会把事情做得远超实际需要。

　　本书聚焦于心理治疗中转化情绪痛苦的特定方法。痛苦可以通过以下方式转化：（1）学会容忍痛苦，并区分叙事成分（narrative component）和情绪成分（emotional component）；（2）识别核心痛苦；（3）识别与情绪痛苦相关的、没有得到满足或被违逆的需求；（4）对这些潜在需求产生后续的情绪反应。转化后的痛苦尽管仍然令人悲伤，但对于个人而言会变得更可忍受；它能让人对他人的痛苦更加敏感，并且能够为他人提供关怀。此外，它让人更有能力在需要的时候寻求支持，并且捍卫自己或其他弱势群体的权利。有趣的是，曾经困扰过一个人的痛苦可以转化成一种情绪上更成熟的生活方式，让人决心给世界和他人的生活留下有价值的印迹。

第一部分

理论概念

第 2 章

情绪痛苦

为了提炼来访者痛苦体验的核心感受，治疗师和来访者必须针对来访者表现出的所有无法区别的痛苦（一般是抑郁、绝望和无助）和对这些痛苦的恐惧（担心、焦虑）开展工作，后者经常会让来访者出现逃避行为。由于来访者通常会避免任何可能引起核心痛苦的事情，其潜在的痛苦可能常常会被掩盖起来或很难看到。温暖、安全及给予关怀和肯定的关系本身就可以疗愈情绪痛苦，这一点已被证明（Panskepp，2011）。在这种关系下，来访者得以温和地展现痛苦体验，从而让治疗师和自己共同触及情绪痛苦的核心。

如导言中所述，有研究者对于有抑郁、焦虑和创伤经历的来访者样本的治疗过程进行了深入的现象学分析（Crowley et al.，2013；Dillon et al.，2014；Keogh et al.，2013；Keogh et al.，2011；McNally et al.，2014；O'Brien et al.，2012；Timulak et al.，2012；相似的分析见关于愿望的心理动力学研究：Luborsky & Luborsky，2006）。研究表明，情绪痛苦主要来源于以下三类没有得到满足的需求：（1）对安全和保障的需求，如感到平静和安心的存在感、被保护的感觉；（2）对被爱和联结的需求，如被关心和得到理解；（3）自我价值和能动性被认可的需求，如实现个人追求的空间、自主权以及得到尊重、承认、欣赏和认可。基于我们的研究和临床经验，这三类未满足的需求通常会在来访者触及自己最痛苦的感受时显现出来。与这三类需求相对应的核心痛苦感受也是需求未满足的信号。对于表现出抑郁、焦虑和创伤的来访者，这些核心痛苦可以分为三类：（1）与创伤性恐惧及惊恐相关的感觉，例如，"我觉得不安全，感觉被侵犯，我被吓到了"；（2）与悲伤及孤独相关的感觉，例如，"我只有自己一个人，我觉得没人爱我"；（3）与羞耻相关的感觉，例如，"我一文不值，我感到被嫌弃"（O'Brien et al.，2012）。虽然核心痛苦体验对每个来访者来说都是独特的，但通常是以上这三类感受的变体。下面让我们详细看看这三类情绪体验。

安全感 vs. 不安全感

无论是在当下，还是将来，我们都希望自己感到安全，远离伤害，我们想要避免身体痛苦或情绪痛苦。寻求安全可以保障我们的生存。如果我们粗心大意，我们可能就会丧命。焦虑让我们意识到可能致命或有害的危险。这就是为什么对未来伤害的担忧和焦虑会像实际创伤经历造成的后果一样挥之不去。人们记得创伤经历带来的痛苦，因此想要回避伤害。人们害怕任何可能会让自己想起此前创伤经历的痛苦，进而害怕任何在某种程度上与创伤情境相似的情境。这种回避如此彻底，以至于它可能发生在我们的意识之外，让我们在无意识的情况下感到担忧。此外，我们还发现，人们很难在焦虑的时候进行"推理"，因为恐惧网络大部分位于大脑皮层下，所以理性认知不可避免地被延缓了（Ohman & Ruck，2007）。

每经历一次恐惧或惊恐，人们都会更加害怕这种经历，可能会越来越担心这些经历所带来的伤害性的、让人衰弱的身体反应，以及这些反应引起的痛苦和混乱。因此，除了原发性恐惧或惊恐本身，我们还可能对原发性恐惧或惊恐的体验产生继发性担忧和焦虑。这种担忧和焦虑不仅让我们认识到可能的危险和痛苦，而且其本身也令人感到极度的不舒服、不愉快和痛苦。

我们通常在生理自我或心理自我遭受创伤后体验到原发性恐惧和惊恐。需要注意的是，"创伤"这个词经常被用来描述应激源，即引发反应的触发性事件，以及对该应激源的强烈的、非常规体验的反应（Ford & Courtois, 2009）。导致创伤性经历的应激源可能是人为的，也可能是非人为的（如事故），本质上可能是偶发的，也可能是重复的或累积性的。人们对创伤性应激源的反应伴随极强的沮丧感和失控的体验，这种体验的影响具有瞬时性，也会持续到创伤后。其直接影响可能表现为解离、深度恐慌、强烈的情绪和躯体不安、失控感、自我瓦解感，以及自我调节能力的丧失。创伤后反应最显著的表现是，与原创伤情境相似的情境会重新唤起创伤反应和体验，进一步导致创伤和不安。虽然这些触发事件和最初的创伤事件之间的相似处既可能是清楚的，也可能是不清楚的，但创伤后反应的一个决定性特征是人们会避免可能重新唤起创伤状态的潜在威胁或触发事件。

有趣的是，我们对危及自身安全的威胁的反应比对任何其他刺激的反应都要快。受基因倾向的影响，我们也会更容易对这些威胁产生适应。举个例子，我们可能会因为从高处跌落而死亡。因此，如果我们某次因为意外从高处跌落，我们不仅会在当时的跌落过程中感到害怕，而且从此以后都会担心其他可能导致从高处跌落的情况。正如前文所述，我们的这些担忧很有可能是在意识之外存在或发生的。例如，研究证据有力地证明了我们对被掩蔽的危险刺激的自主性焦虑反应（大脑杏仁核对这些刺激的激活水平是可见的）。也就是说，我们可能还不知道自己看见了什么，身体就已经自动做出了反应（Ohman & Ruck, 2007）。研究还显示，不同人对恐惧反应的生物性倾向存在变异，部分被试对可能的危险掩蔽刺激产生的反应比其他被试多（Ohman & Soares，1994）。这些研究表明我们在对恐惧的倾向性上存在差异。最可能的情况是，这来自我们进化过程的遗传。我们中的一些人可能在进化上更为传统，而另一些人可能更加现代。一些人害怕飞行，因为这对我们的生理结构来说不太自然，也比较危险；另一些人则不然，因为飞行对人类生活而言已经越来越正常和自然了。

一旦开始经历创伤，随之而来的惊恐和恐惧会引导我们的注意力，让我们越想摆脱，就越难以摆脱，即惊恐和恐惧会以某种方式让我们与危险事物的其他接触增加（Ohman & Ruck，2007；Petersen & Posner，2012）。我们接触得越多，这种经历就会越有问题。恐惧回路不但容易被激活，而且一旦被激活，以生存为导向的功能会让它们变得根深蒂固。正如有研究者指出的，长期焦虑的经历增强了杏仁核学习与恐惧关联的能力，同时降低了前额叶皮层控制恐惧的能力。这是一个更大的问题，因为杏仁核和海马体的神经回路的变化可能是不可逆的（Quirk，2007）。所以，虽然我们的前额叶（大部分理性思考发生的地方）可以运用知觉进行推理，但这种理性努力可能会被深植于大脑较低级部位的更自动、更强大的冲动所压制。尽管我们可以向某人解释飞行并没有那么危险，但这个人仍可能对飞行过程中出现的任何颠簸迹象产生焦虑反应。

经历过的创伤事件在记忆中被编码，成为情绪基模（emotion scheme）的基础，当个体遇到类似记忆事件的刺激或触发事件时，情绪基模可能被激活。在 EFT 中，情绪基模被定义为"将情感、动机、认知和行为要素整合到内部组织中的情绪记忆结构，这些内部组织在意识之外通过相关线索迅速被激活"（Greenberg，2011）。面对任何可能导致非适应性体验和行为的不良情绪基模，最重要的是，治疗师要能够让情绪基模重新工作（或在神经层面上重新形成连接），使来访者的情绪处理再次发挥其适应性功能，即根据来访者在这些情况下的需要快速评估情况。由于对危险经历的记忆具有重要的生存导向功能，创伤性事件导致的情绪基模的转化是相当复杂的。因此，以创伤为基础的情绪基模是非常僵化和持久的。

创伤性记忆似乎可以通过一个消退过程（抑制性学习）被"消除"。在这一过程中，个体学会将安全记忆与某一无害情境联系起来，尽管此情境与创伤情境相似，安全记忆起初触发的仍是恐惧／创伤的情绪（Quirk，2007）。在创伤联结发生后的早期形成这种"安全记忆"，对消除创伤最有效（Myers，Ressler & Davis，2006）。另外，条件化的恐惧对环境的依赖度非常高，所以这种抑制性学习过程会受到阻碍（Bouton，2004）。这意味着在与发生创伤经历的原始情境不同的环境（如治疗师的办公室）中，来访者很难忘记由某种触发因素导致的恐惧体验。

总体而言，创伤经历和安全感之间缺乏平衡，以及长期的应激源记忆都可能导致慢性焦虑（Quirk，2007）。此外，慢性焦虑还会导致抑郁和退缩（Barlow，2004）。从发展角度来看，个体在生命早期遭遇的创伤可能会影响其神经发育，并造成其大脑功能改变（Ford，2009）。最明显的一种改变是，创伤经历可能会促使"学习大脑"功能转化为"生存大脑"功能，后者的特点是极力避免伤害和缺乏对体验的开放性。事实上，受创伤影响的大脑可能会产生生化特征上和结构上的变化（Bateman & Fonagy，2004；De Bellis et al.，1999；Cohen et al.，2006）。本应发挥安全保护和情绪调节作用的重要他人，若反而对个体加以虐待或忽视，由此造成的持续创伤带来的问题更多（Bateman & Fonagy，2004）。这种创伤可能导致有问题的人际交往模式和情绪处理方式。以 EFT 的观点看，人们在应对类似原始创伤的触发事件时产生了受伤、恐惧或惊恐的情绪，而这些有问题的情绪处理模式是对不良情绪基模的概念化。

爱与联结 vs. 孤独

爱与联结的体验不仅是愉悦的（例如，在生物学水平上，这种体验会刺激分泌"爱"的激素，即催产素），而且还会给我们带来安全感。简单地说，我们在社会中生存，亲密和关爱的体验是对生活中各种恐惧的解药。被关爱的经历在许多方面都有镇静效果。它通过释放内源性阿片类物质来减轻身体痛苦（Panksepp，2011）。除了减轻身体痛苦的作用，被关爱的经历也能帮助人类逐步发展出对情绪痛苦的耐受力和情绪调节力（Ford，2009）。事实上，童年时期的社会性丧失（如父母去世）会增加罹患抑郁症的倾向，大脑功能也会发生神经生物学方面的改变，例如，某些神经系统的过度反应，以及某些神经递质系统的改变（Heim & Nemeroff，1999）。爱德华·特罗尼克（Edward Tronick）在他的静态面部实验中强有力地证明，以共情的形式表达关怀和爱对儿童有调节情绪的影响（Tronick，Als，Adamson，Wise & Brazelton，1979；Tronick，2005）。在这些研究中，特罗尼克展示了一种现象，即婴儿在遇到没有回应的母亲时可能会出现情绪失调；相反，同样的研究表明，有回应的母亲会让婴儿变得非常平静。

同样，对成年人的爱和关心的研究表明，表达关心的配偶可以对另一方产生即时的镇静效果。詹姆斯·科恩（James Coan）和他的同事在实验中证明，当一名女性被试即将在 fMRI 研究中受到轻微电击时，握着丈夫的手可以让她平静下来（Coan et al.，2006）。这种镇静效果还表现为，与应对威胁相关的大脑神经元激活程度较低。此外，握着丈夫的手就可以降低神经元激活水平的镇静效果还体现了夫妻关系的质量，即被试对夫妻关系满意度越高，就越能在握着对方的手时平静下来。另一项类似的研究表明，即使是隔着帘子握着伴侣的手也会让痛感（热感）减弱（Master et al.，2009）。还有研究宣称，仅仅给被试看伴侣的照片也有类似的效果。事实上，一些研究表明，已婚夫妇对婚姻的满意度与他们的健康和预期寿命相一致（Holt-Lunstad，Birmingham & Jones，2008；Kiekolt-Glaser & Newton，2001）。

爱、关心和联结的反面是孤独，缺乏亲密、联结、爱的体验与孤独的体验是一致的。孤独时，人会被诸如对联结、爱和亲密的渴望等未满足的需求所支配。如果这些需求得不到满足，个体就会有悲伤和丧失的痛苦体验。它们也可能最终导致继发的心理退缩和身体罢工（DeWall，Pond & Deckam，2011）。看起来不缺乏社会接触的人也会经历孤独，因为没有归属感和亲密感的社会接触也会导致情绪阻隔（Cacioppo & Patrick，2008）。

身体痛苦和情绪痛苦源于相同的神经区域，它们也有一些共同属性（Eisenberger，2011）。有趣的是，虽然轻微的情绪痛苦（如被陌生人排斥）增加了身体痛苦的敏感性（Eisenberger，2011），但强烈的情绪痛苦却会导致社交性痛苦和身体性痛苦的感觉丧失（Eisenberger，2011；Chen & Williams，2011；Dewall & Baumeister，2006）。此外，鲍迈斯特（Baumeister）等人表明，当人们被（实验）操纵并被告知他们将孤独终老时，他们不仅会体验身体性和社交性退缩，而且他们当下的复杂认知能力水平也会恶化（Baumeister et al.，2002）。研究表明，体验社会排斥会降低自我调节能力，增加攻击性，减少诸如对他人的共情与关怀等亲社会行为（DeWall，Pond & Deckam，2011）。这表明孤独的人会变得更易怒、更有敌意，这可能导致他们进一步被排斥。

孤独的负面影响有据可查。自我报告高孤独感的人饮酒更多，锻炼更少，睡眠更差，对心理和社会关系的感知也更差（Cacioppo & Patrick，2008）。事实上，孤独体验会导致更退缩的行为方式，在这种行为方式下，人们可能意识不到这对他们健康的危害，如吃有安慰性但不健康的食物（Cacioppo & Patrick，2008）。孤独体验也可能导致不良的自我安抚行为，如毒品成瘾（Panksepp，2011）。这种自我安抚的效果既短暂又适得其反，当身体里的毒品含量减少时，戒断症状通常会导致悲伤情绪的加重。孤独还会对人的健康产生其他恶果，有研究证明其对心血管（Hawkley，Burleson，Berntson & Cacioppo，2003）和免疫系统功能有害（Pressman et al.，2005）。研究发现，孤独的人血液中的应激激素水平更高（Cacioppo & Patrick，2008），也有观点认为，孤独会影响基因表达能力从而关闭炎症反应（Cacioppo & Patrick，2008）。诱导（如通过催眠）被试产生孤独感的实验研究显示了孤独感对被试的不良影响，包括低自尊、害羞、感知到的社会支持变少和害怕负面评价（Cacioppo & Patrick，2008）。

使问题变得更加复杂的是，似乎孤独的人也不太善于与他人合作（Cacioppo & Patrick，2008）。部分原因可能是孤独的人更有可能从互动中退出（DeWall，Pond & Deckam，2011），因为他们可能不太信任他人，也更容易预期自己会被抛弃（Jones，Freemon & Goswick，1981）。事实上，研究表明，个体体验到的孤独越强烈，就越不可能寻求外界的支持（Cacioppo & Patrick，2008）。此外，对亲近和亲密没有很高期望的人可能会错过潜在亲密关系的迹象（MacDonald，Borsook & Spielmann，2011）。

孤独会让人们渴望依恋，如果这种渴望得不到满足，就会导致抑郁、放弃和冷漠（Cacioppo et al.，2006）。因此，孤独体验可以引发更多的孤独，最终导致退缩、封闭、孤立、绝望、无助和抑郁，从而形成恶性循环，而且很难被打破。对亲密和联结的未满足的需求被关闭了，尽管在孤独体验的过程中，催产素水平也会升高，意味着对联结和拥抱的需要（Way & Taylor，2011）。也许出于这些原因，我们很难将来访者的孤独体验放在首位，并确定他们错过了什么。我们也很难动员来访者接触他人，并打开心扉，看到并迎接他人表达出来的关心和爱的行为。后者尤其具有挑战性，因为在许多情况下，不幸的现实可能是，来访者本身就很少得到这样的关心和爱。

研究（通常是动物研究）也表明，从照顾者的照顾行为中获益或无法获益的基因易感性可能对有孤独体验的个体的发展史非常重要。基因易感性可能是早期逆境耐受性低的原因，但它也可能影响我们从社会支持中获益的程度。例如，让我们在逆境中变得脆弱的同样的基因易感性也可能会让我们特别适应良好和关爱的行为。这一现象在动物研究中可见一斑（Way & Taylor, 2011）。研究表明，由关爱性母亲养育的猴子反应能力强，发展出良好的社会技能，而同样的猴子在没有关爱的环境中培养，更有可能成长为不受欢迎的猴子。

与创伤、恐惧或惊恐一样，孤独（以及被抛弃或被忽视的感觉）通常在个体的人生早期就被体验过。由于孤独的经历，（人际互动的）内部工作模式和基于情绪基模的自我组织会因此变得根深蒂固、稳定和自我延续。动物研究表明，个体发展早期的催产素水平（这种激素由拥抱行为刺激产生）可能会对以后的社会行为产生影响。例如，个体发展早期较低的催产素水平可能会导致长大后更高水平的易怒性和更低水平的社会互动兴趣（Way & Taylor, 2011）。

过往形成的以孤独感为中心的情绪基模被当前的触发事件激活，唤起了让人感到被抛弃的整个系统。人们通常采取社交隔离或避免情绪体验的形式来避免这种痛苦的感觉。这类回避可能包括回避社交场合，因为在这种场合下可能会发生人际排斥。在这种情况下，对于联结、亲密和社会接触体验的极大渴望不但得不到实现的机会，而且是令人恐惧和想回避的。

认可 vs. 羞耻

第三类核心痛苦情绪体验与缺乏承认、认可和欣赏相关。被认可的体验，就像被爱的体验一样，带来一种归属感，但它还能带来一种身份认同——给人一种为社会做出独特贡献的感觉。最终，被认可的体验与安全体验相关联；当我们被身边的人、同伴看到和认可时，我们就知道自己对他们很重要。我们觉得自己是群体的一部分，群体为我们提供了人际关系和安全感。

承认和认可的反面是社交或人际拒绝（rejection）。尽管被拒绝的经历与被排斥（exclusion）的经历相似，但被拒绝的叠加效应和独立效应已得到实验证明（MacDonald, Borsook & Spielmann, 2001）。被排斥和抛弃会引起悲伤、失落的情绪，最终导致孤独。然而，被拒绝和被评判的经历会唤起基于羞耻的情绪（如羞耻、内疚）。在一系列实验中，麦克唐纳（MacDonald）精辟地指出，与纯粹的不被接纳相比，社交威胁（消极的、拒绝性的评判）会带来更痛苦的影响（MacDonald et al., 2011）。然而，在现实当中，不被接纳（被排斥）常常与被拒绝相伴而生。因此，我们经常发现这两者与来访者的经历紧密联系在一起。这些事件本身以及来访者对这些事件的记忆会唤起他们一种痛苦的感觉，即羞耻感与孤独感相交织（Greenberg & Watson, 2006; O' Brien et al., 2012）。

被拒绝的经历会对身体造成伤害。因为在面对社交拒绝时，情绪和身体痛苦的共同的神经回路被激活了（Eisenberger, 2011）。羞耻体验不仅令人痛彻心扉，增加了感受痛苦和对被拒绝的敏感性（Eisenberger, 2011），也让人想要把自己变小甚至消失。因此，羞耻感自然让人避免与他人接触，并导致身体、生理和社交性的退缩（MacDonald et al., 2011）。在某些情况下，羞耻体验还可能增加人的易怒性和潜在的反社会攻击行为。作为对拒绝和羞辱的反应，攻击行为似乎受到基因的调控（Caspi et al.，2002；Eisenberger，2011；Leary，Twenge & Quinlivan，2006；Way & Taylor，2011）。此外，被拒绝的个体，会因为预料可能受到更多的拒绝而显得高度警惕。不幸的是，这种行为可能会被同龄人视为笨拙且不善于社交，因此更增加了被拒绝的可能性（MacDonald et al.，2011），从而形成一个恶性循环。这种被拒绝带来羞耻和孤立的痛苦体验，让人产生对拒绝的恐惧，表现为尴尬和紧张，而后带来更多的拒绝和羞辱。

接受心理服务的来访者，普遍曾在具有心理决定性的人生阶段有过被欺凌的发展经历，这充分证明了上述的拒绝和羞耻的恶性循环（Arseneault，Bowes & Shakoor，2010）。这种基于羞耻的痛苦经历的其他来源包括严厉、挑剔、不开心或失望的看护者的批评和评价（如父母看到孩子的行为、表现等感到失望）。这些拒绝和评价有的很微妙，有的很明显，但是通常都会导致人对羞耻感的内化，表现为自我怀疑、自我拒绝和自我批评（McCranie & Bass，1984）。这些人给他人的印象是缺乏自信、脆弱、社交焦虑（焦虑、害怕被拒绝），所有这些印象都会让他们在面对批评和评判时表现得非常脆弱。

被拒绝及随之而来的羞耻、尴尬和被羞辱感受的代价是巨大的，当这是一种长期的体验时更是如此（Dickerson，2011）。有研究者对相关研究进行了总结，结果表明长期的负面评价和拒绝对心血管、神经内膜和免疫系统存在负面影响（Dickerson，2011）。例如，长期拒绝导致个体的皮质醇水平增加，对健康有很多负面影响（Dickerson & Zoccola，2013）。相比其他压力，消极评价尤其能导致高皮质醇水平。还有研究表明，这甚至适用于学龄前儿童，如果社交评估测量表明他们被同龄人拒绝，在他们的唾液中测出的皮质醇水平就更高（Gunnar，Sebanc，Tout，Donzella & van Dulmen，2003）。

作为一种复杂的情绪，羞耻感在人生的第二年的后半段，特别是在第三年开始发展（Lewis，2008）。羞耻感是一种关乎自我意识的情绪，它的发展与自我意识的发展相对应。与恐惧、孤独、悲伤等其他核心痛苦情绪一样，基因易感性可能会使某些人对他人的拒绝更加敏感。例如，从生物学的角度来看，这可以通过个体在拒绝事件中的皮质醇释放功能、血清素调节功能或单胺氧化酶（一种神经递质降解酶）发生的变化表现出来（Way & Taylor，2011）。同样地，对于寻求和/或从现有的社会支持中获益而言，人们的生物学倾向或者基因易感性差异性很大。有研究证明，社会支持对社交拒绝引发的痛苦有钝化作用（Way & Taylor，2011），但有些人从这种钝化效应中受益更多，有些人受益更少。生物学倾向或者基因易感性也能调节人们对社交拒绝的反应，人们用应激和随之而来的攻击性来抵抗不可容忍的羞辱和羞耻感（Way & Taylor，2011；Leary，Twenge & Quinlivan，2006）。

生物学倾向和早期被拒绝的经历会发生强大的交互作用，可导致发育中的大脑发生长期的生化和结构变化（Bateman & Fonagy，2004；De Bellis et al.，1999；Cohen et al.，2006）。长期被虐待和忽视的创伤经历，以及被拒绝和遗弃也会带来无法忍受的羞耻体验，这可能来自实施羞辱的他人，也可能来自自我苛责的过程。通过这种过程，孩子将重要他人的行为归因于自己，并试图对其加以控制。例如，有着行为不可预测的、虐待和忽视型父母的孩子可能会开始审视自己，并认为自己的缺点才是父母这样对待自己的原因。这种自我归因可能有一种暂时的适应功能，因为它可能让孩子对一个无法预测的环境有一种小小的控制感，并可能产生希望——发现和改变自己的缺点可能会带来父母的不同回应。然而，这并不会发生在有问题的父母身上（即父母保持不变），这只会导致孩子进一步自检，以及陷入自我怀疑和自我批评的恶性循环，进而对未来生活有持久的影响。

情绪痛苦的特征

尽管我们的研究表明，在个体未解决的情绪痛苦的底部存在着以恐惧 / 惊恐、孤独和羞耻为中心的情绪基模，但是对个体而言，这些情绪的表现方式各异，而且个体会以独特的方式体验这些情绪（Crowley et al., 2013；Dillon et al., 2014；Keogh et al., 2013；Keogh et al., 2011；McNally et al., 2014；O'Brien et al., 2012）。有时，一些特定的情绪是非常明显的，而其他的情绪可能更加内隐，需要加以推断。例如，来访者可能主要体验到一种孤独感和被遗弃感。尽管我们能从来访者的叙述中推断出这些孤独感中隐含着一种不安全感（如"没有人保护我"的感觉），但恐惧或不安全感可能不是来访者最先表现出来的情绪体验。当治疗师主要是由来访者的体验而非理论建构所引导时，并不会对治疗工作造成任何问题。

恐惧或惊恐、悲伤或孤独、羞耻或羞辱的混合感受并不是核心痛苦情绪基模仅有的特征。我们的研究（见上文）表明，核心痛苦情绪基模中其他一些特征对于概念化来访者的核心痛苦也是有帮助的。核心痛苦总是意味着未满足的需求（例如，我觉得被抛弃了 —— 我对联结和爱的需求没有得到满足；我感到羞耻 —— 我对肯定和自我接纳的需求没有得到充分的满足；我被吓到了 —— 我对安全的需求被侵犯了）。首先，总会有显性的和潜在的触发事件可以激活包含痛苦经历的情绪基模。其次，在各种触发事件的情境下，人总是通过自我管理（如自我批评或自我保护）来与这些触发事件互动。对这些触发事件的恐惧经常会引发情绪痛苦。这种恐惧会导致个体在情绪上对痛苦的回避，或者在行为上对可能引发痛苦的诱因加以回避。最后，个体几乎不可避免地会产生直接或间接与核心痛苦相关的继发情绪反应链。核心痛苦情绪不仅难以忍受，让人想尽力避免，而且它们也不会导致适应性行为。此外，隐含在核心痛苦情绪中的需求没有得到满足，而且核心痛苦情绪太过煎熬，以致人们无法直面处理。因此，来访者通常会表现出一系列继发情绪，如绝望、无助、拒绝、（防御性）愤怒、抑郁、疲惫、紧张、沮丧和其他形式的痛苦（通常分化较差）等。

现在，我们将更详细地研究痛苦情绪基模组织的各个方面。

情绪痛苦的诱因

情绪基模包含痛苦的、无法忍受的情绪，这些情绪在个体与环境（通常是社会环境）的互动中得以激活或诱发。在成年人的生活中，这种社会环境通常与过往曾引发强烈情绪体验的环境相类似。情绪痛苦通常是由过去或当前的经历所触发，包括但不限于以下几种：（1）入侵、危险、攻击；（2）遗弃、背叛、排斥；（3）羞辱、拒绝、谴责。这些触发事件相应地带来下列难以忍受的体验：（1）恐惧或惊恐；（2）孤独；（3）羞耻。这些体验可能太痛苦了，个体无法忍受，导致其出现明显的回避或崩溃反应，无法发起任何适应性行动（Greenberg，2011）。如果这些经历发生在个体生命发展的敏感时期，那它就是特别困难和有影响的，在儿童时期尤其如此，因为处于这个时期的人最脆弱，需要依靠成年人的支持来获得保护、爱和认可。发生在生命早期并持续很长一段时间的创伤性经历，或者特别具有破坏性（即使发生在生命后期）的创伤性经历，都可能导致个体形成适应不良的情绪基模。尽管在最初的创伤性经历中，这些情绪基模可能在不利的环境中也尽力发挥出一些作用，但长期来看，它们可能会导致个体适应不良。

例如，假设一个人在小时候被酗酒的父亲攻击。父亲不仅打孩子，而且在孩子需要帮助的时候，他也不在身边，而且一有机会就责骂或批评孩子。有了这样的经历，孩子很可能会感到恐惧、孤独和羞耻。随着孩子年龄的增长，当其他人表现出与父亲相似的行为时，这类人际情境很可能会引发其类似的情绪体验。甚至当孩子进入成年期时，情况也会如此。此外，有这样经历的个体很可能会害怕被这样对待，因此会试图防止类似诱因的发生。同样值得注意的是，这些诱发因素甚至可能不是直接与个体相关的，因为人们可能会开始担心发生在他们身上的伤害可能会发生在他们亲近的其他人身上。有研究者用核磁共振研究有力地证明，回忆过去的痛苦事件或预期未来的痛苦事件会让人产生情绪痛苦，这种痛苦激活的神经回路与当前实际经历情绪痛苦时激活的神经回路是一样的（Chen & Williams，2011）。我将在第 5 章讨论情绪痛苦的诱发因素的特征（第 5 章主要关注心理治疗中的个案概念化）。

自我对待

　　人不是情绪触发事件的被动接受者。个体通常会先处理自己被这些艰难的互动引发出来的情绪过程，试图对这些诱发因素做出积极的反应。因此，面对艰难的触发事件时，个体可以通过适应性的方式积极回应自我，包括支持自我、改善自我或关怀自我；个体也可以通过适应不良的方式来回应自我，如批评自我、担忧自我或者完全阻断情绪体验。现在，我将只关注适应不良的自我对待形式，因为正是适应不良的自我对待导致个体体验到痛苦情绪。

　　适应不良的自我对待策略是随着自我的发展而逐渐形成的，是自我与环境相互作用的结果。最初，它们可能在创伤情况下发挥一些适应功能。例如，我提到过一个有攻击性和忽视孩子的父亲的例子，他放任自己的孩子处于不安全、不被爱和会感到羞耻的境地。在这种情况下，孩子可能会试图把父亲的问题行为归咎于自己，以此来获得对父亲不可预测的行为的控制感。这样的想法可能会让孩子存有希望，即如果他能在某些方面有所不同，父亲可能会对自己更好。当然，如上所述，孩子做出的这种努力不会改变父母的行为，最终，孩子陷入自我批评和日益严重的自我羞耻感的恶性循环，而父母依然不会改变。

聆听来访者的故事，我们可以发现，自我批评似乎是人们为了控制社交排斥或其他类型的社交逆境（如被虐待、被忽视、被排斥）的影响而采用的重要的适应不良策略。以自我完善为重点的、温和的自我批评是健康的，因为人们可以改进自己的不足，从而赢得社会认可——既来自他们亲近的人，也来自更广泛的社会层面。然而，以自我轻视为基调的自我批评是不健康的。这种形式的自我批评通常是内摄了情绪上的重要他人的消极对待方式，它们可能特别令人压抑，往往会导致深刻的自我厌恶和整体的羞耻感及无价值感。事实上，自我轻视或自我厌恶的程度，被视为来访者退缩甚至抑郁的一个重要预测指标（Greenberg & Watson，2006）。

有时，自我批评可能具有明显的自我保护功能。在这种情况下，孩子（以及长大后的成年人）可能会对他人的消极对待做好心理准备。个体可能会进行自我批评，以使自己变得坚强，这样他就可以应对他人的负面对待。例如，某人可能会在表演之后批评自己，所以当他人发出预期中的批评时，既不会惊讶，也不会失望。然后，内部批评的功能就会得到加强，因为人们可以看到它的积极作用，它能让自己为潜在的批评做好准备，从而防止失望。在其他时候，自我批评可能表现为自我惩罚的形式，甚至自我伤害。它可能是绝望、愤怒或放弃的表达。一旦感到失望，某人可能需要以某种方式应对它，而自我惩罚可能会成为表达愤怒的渠道。它甚至可能间接地强化一种希望，即"如果我现在自己打击自己，我可能在未来避免类似的失望"。

当人们试图控制由令人痛苦的触发事件带来的核心痛苦时，另一种常见的自我对待策略是自我打断（self-interruption，Greenberg et al.，1993）。从本质上来说，这种自我对待策略是试图阻止情感体验，从而停止情绪痛苦。人们可以通过避免意识到这些感觉及其引起的情绪痛苦，从而彻底避免这些感觉。他们可以几乎关闭自己的身体感觉或让躯体紧张，从而试图停止或限制这些感觉。通过这种方式，明显的情绪痛苦可以隐藏在早期的紧张和疲劳的身体体验中，或者隐藏在特定的躯体疾病中，如头痛、颈部紧张或胸痛。在行为层面上，这种自我打断可能会导致不协调。这个人可能完全意识不到自己的感受，例如，一个人可能会发出不协调的紧张的微笑，而实际上他的感觉是害怕。奥布赖恩等人观察到有广泛性焦虑障碍的来访者经常采用各种自我打断策略（O'Brien et al.，2012），包括：降低他们情绪体验的程度；当触及一些痛苦的事情时改变讨论的主题，对痛苦的内容一笑置之；或者阻止治疗师专注于更个人化或有明显情绪的事情。他们还观察到，来访者对重要关系情感的重要性轻描淡写。在治疗早期，来访者可能会说："我不想谈论我的父母。他们不重要。我有 18 年没跟他们说过话了。我对他们没有意见。"显然，这表明来访者正在不惜一切代价地避免这个问题。

奥布赖恩等人（O'Brien et al.，2012）和其他学者（Greenberg et al.，1993）也指出，一些来访者通过产生继发情绪反应打断主要的情绪痛苦。一种典型的情况是，一个人在受到羞辱和感到羞耻时会变得愤怒，从而用反应性的愤怒代替羞耻的体验。例如，一位男性来访者和老板发生了争执，这位来访者感到被老板看轻了，老板也在其他同事面前对他不屑一顾。来访者感觉自己受到了羞辱，但他并没有意识到自己受到了羞辱，而是直接勃然大怒，表达了想要"勒死"老板的愿望。在这个例子中，愤怒的体验和表达作为一种回避策略，让来访者避免难以忍受的屈辱感。

在其他时候，当个体因为被不公正对待而完全有理由感到愤怒时，自我打断可能表现为压制愤怒。例如，一个女孩可能会因母亲忽视自己而感到愤怒。然而，她可能会打断自己对愤怒的意识和表达，因为这种愤怒可能引起无法忍受的感觉，即她确实是一个坏的、愤怒的女孩，活该被母亲拒绝。

自我担忧（self-worrying）是另一种自我对待策略，虽然也曾经有其功能性，但极有可能变得非常具有打击性。一个自我担忧的人会预期某些可能发生的触发事件（例如，我可能会像过去一样被批评和被拒绝；我也许会像以前一样受到攻击；我的孩子、我亲近的人，可能会受到我以前无法控制的虐待）。个体会试图避免这些诱发因素，害怕触发事件会带来无法承受的痛苦，他们可能会在脑内小剧场中上演潜在的恐怖场景，并可能试图通过自己的行为来阻止它们发生。这些行为可能包括对潜在危险的过度检查，避免可能导致潜在危险的活动，或者过度准备在预期的危险情况实际发生时该做什么。

个体可能会变得非常依赖他们的自我担忧，而担忧可以被许多来访者视为一种重要的手段。他们可以把它看作具有保护功能。担忧也会促使个体变得非常勤奋和负责任，这反过来也会为他们赢得社会认可（O'Brien et al., 2012）。但是，担忧的代价可能是一种淹没性的耗竭感（Murphy et al., 2014），最终导致生理紧张，而慢性焦虑在某些情况下会导致心理和身体崩溃。过度的担忧会让个体将所有糟糕的场景都想象得像现实一般逼真，从而在一定程度上限制了其能力，让其无法以有效或健康的方式对环境做出反应。

担忧会导致行为回避，这样个体就不会面对那些令人恐惧的诱因（例如，如果我把每件事都做得完美，我就不会遭到批评和拒绝）。担忧也能导致焦虑的人试图控制他人（例如，如果我的伴侣今天晚上待在家里不出去，她就不会发生什么不好的事情，而且这也意味着我不必担心她晚上出去会发生什么）。担忧也与自我批评密切相关。个体也许会担心可能发生的事情，同时又为可能发生的事情责备自己。因此，自我担忧过程看似具有的保护功能，即以谨慎来避免灾难，可能与自我批评过程看上去具有的保护功能重叠，即做到完美以避免灾难。

预期性焦虑

焦虑和某些情况下的自我批评，往往来自个体对核心痛苦情绪的恐惧。有这种恐惧的人会审视自己周围的环境，寻找可能引发令人恐惧的痛苦的迹象。如上所述，焦虑的过程是一种因为对预期发生的痛苦感到害怕而竭力逃避的典型示例：人们首先担忧潜在的触发事件及其影响，随即通过避免这些被识别出的潜在的触发事件来应对这种担忧。值得注意的是，预期性（anticipatory）焦虑是一种对痛苦的恐惧，但它本身并不是核心痛苦。它是一种更表面的恐惧。用 EFT 术语来说，是一种继发的（secondary）情绪反应，需要与原发的（primary）恐惧或伤害区分开，即当我们被侵犯时所感到的恐惧。原发的恐惧是对当下经历的伤害所产生的纯粹的痛苦反应。因此，它比我们在这里讨论的对痛苦的预期性焦虑（恐惧）更具体、更痛苦。

尽管预期性焦虑（恐惧）继发于核心痛苦，但它仍然具有使人耗竭的特性。社交焦虑就是一个很好的例子：与原发的、令人难以忍受的羞耻和屈辱的感觉（"我将被批评、嘲笑、愚弄或拒绝，带着尴尬、羞耻、屈辱离开"）相比，有社交焦虑的来访者目前的预期性焦虑通常是继发的，但社交焦虑才是大多数来访者及治疗师更为关注的问题。令人不安的恐慌感、紧张、担忧和僵硬感将会持续困扰来访者。然而，这些症状是一个过程的结果，这个过程的功能是把更基本和无法忍受的羞耻感排除在意识之外。来访者很可能非常清楚自己的焦虑，会有意识地采取各种策略来避免焦虑（例如，使用药物、举行仪式、使用各种道具和辅助）或避免可能引发焦虑的情境。许多心理疗法（尤其是认知行为疗法）确实专注于这种继发的和表层的焦虑，尽管它非常微弱。事实上，这一层面的干预确实是需要的，因为惊恐和焦虑可能会在最基础的层面上彻底击溃来访者的正常机能。来访者的焦虑或惊恐水平有时也会上升到与环境中可识别的触发因素无关的程度。在对惊恐障碍的诊断中就有这样的情况，惊恐发作似乎是自发的，没有任何明显的诱因。然而，即使在这些情况下，也有证据表明（Barlow，2004），人们是在对潜在的触发事件做出反应，他们只是没有完全意识到是什么触发了他们的反应。

同样，就像痛苦情绪基模的自我组织的其他方面一样，也许有各种各样的因素促成了对痛苦的预期性焦虑（恐惧）的发展。本章前面关于核心痛苦情绪的恐惧或创伤的大部分讨论都与此相关。值得注意的是，有实证证明，高度焦虑的人对社交和身体痛苦特别敏感（DeWall et al.，2011）。显而易见的结论是，在忍受情绪痛苦和伴随而来的不舒服的身体感觉方面，个体之间可能存在差异（焦虑不耐受实际上造成了焦虑障碍的发展，见 Barlow，2004），这种个体差异可能有生物、遗传和心理根源。我再次建议读者参考本章前面关于安全感与不安全感的讨论。

回避

个体对情绪痛苦和对引发情绪痛苦的触发事件的恐惧会导致其在情绪和行为上的回避。对于一些来访者（如广泛性焦虑障碍来访者），情绪回避的关键过程是担忧（参见上文自我对待部分的讨论）。然而，正如前面已经简要讨论过的，尽管担忧起到了一些保护作用，但它很少能完全成功。首先，担忧的过程维持着不安的焦虑，其结果是个体看到了无处不在的潜在危险。其次，担忧的过程不能完全缓解情绪痛苦，因为令人害怕的痛苦情绪体验（如羞耻、恐惧、孤独）不可避免地留下来，成为个人生活体验的一部分。这种痛苦感受的体验，无论多么有限，都会导致进一步的恐惧，并强化、激发出逃避的需求。

正如已经讨论过的，个体对痛苦的恐惧和对可能导致痛苦的触发事件的恐惧，会引发其旨在阻止这些触发事件发生的行为。对触发事件的担忧进一步强化了这种行为回避的过程。例如，个体可能会从导致不安全、被羞辱或被遗弃的情况中退出。为了回避被批评或被拒绝，他可能试图成为一个完美主义者。他可能会过度保护他人，比如他的孩子，这样他人就能避免那些触及此人自身的痛苦或恐惧的经历。他也可能通过过度保护他人，使他人免于一些（不好的）经历，从而避免自己因为责任疏忽或忽视风险而被批评。个体在情绪和行为上的回避也可以表现为某些仪式，以防止可怕的触发事件发生。这也可以在个体使用药物（如抗焦虑药物）的行为中体现出来，或者只是把药物放在手边"以防万一"。

一种更微妙的情绪回避形式是打断已经感觉到的情绪（参见上文关于自我对待的讨论）。在 EFT 的文献中，这个过程被恰当地描述为自我打断（Greenberg et al.，1993；Elliott et al.，2004）。治疗中的自我打断可以很明显地表现为：来访者忽视他们的情绪感受过程的重要性，或者倾向于对痛苦的问题一笑置之（O'Brien et al.，2012）。来访者也可能通过触及和表达继发情绪来避免或抑制原发情绪体验。例如，上文提到，无法忍受的羞耻会被遭到羞辱时激发的愤怒所掩盖，而正当的、坚定自信的愤怒可以被愤怒时产生的内疚所抑制（例如，我不可以对我的父母生气）。

在自我打断的过程中，来访者通过打断情绪体验的方式来避免痛苦。这可以有意识地发生，也可以无意识地发生。然而，通过这种打断，这个人也把自己与自己的情感需求隔离起来。通过把自己与被抛弃的痛苦感觉隔离，一个人也把自己需要亲密和联结的认识掩埋起来。通过把自己与羞耻的体验隔离，一个人也掩埋了自己对认可的需求。同样，在避免恐惧的感觉时，一个人可能不会体验到自己恐惧的全貌，同时也无法认识到自己对自由生活和真正感到安全的需要和愿望。因此，出于对痛苦的恐惧，一个人可以选择更少的痛苦，但这样做的代价是不能充分地生活：我可以躲在自己的壳里，但这样做我将错过和他人接触，获得自由和自我实现的机会。

全面痛苦

虽然悲伤、孤独、羞耻、恐惧或惊恐可能是来访者情绪痛苦的核心，但当来访者接受心理健康服务时，他们通常表现出更多的"表层"情绪，诸如抑郁、绝望、无助、恼怒、拒绝愤怒或担忧焦虑。很重要的一点是，在描述这些感觉为"表层"时，我并非想排除这些感觉更痛苦的可能性，一口认定来访者所呈现的痛苦比他们的核心痛苦要轻；相反，我强调的是，这些感觉（尽管令人痛苦）相对于原发的、更核心的痛苦情绪来说是继发的。

格林伯格及其同事已经详细阐述了继发情绪反应的概念，以及这个概念对心理治疗的作用（Greenberg & Paivio, 1997; Greenberg, Rice & Elliot, 1993; Greenberg & Safran, 1987, 1989; Greenberg, 2002; Greenberg, 2011）。继发情绪体验通常是对原发情绪的情绪反应（有时也会由与这些原发情绪相关的认知过程触发）。一个人可能会首先感到被抛弃，然后又因为这种被抛弃的感觉永远不会改变而感到绝望和无助。在关注继发情绪时，一个人未被满足的与他人联结或被爱的需求（隐含在被抛弃的原发痛苦感觉中）可能会被错过或被忽视，导致这个人陷入绝望的沮丧状态。

全面痛苦（global distress）这个术语是由帕斯夸尔 – 里昂和格林伯格在 2007 年提出的，用来描述来访者在第一次接受心理治疗时通常表现出的情绪痛苦状态。全面痛苦的特征是分化不清的痛苦情绪的混合。它的典型特征是高水平的情绪唤起。躯体化本身作为未经处理的情绪体验的标志，也是全面痛苦的一个显著特征。来访者经常在治疗中报告下列（症状的）变化：身体紧张、失眠、疲惫、肩酸、磨牙、下颚紧张、胃部打结、恶心、心悸、胸痛、呼吸困难、食欲不振、窒息感、麻痹感、头痛、头晕等。

通常，精神健康专家关注的就是这种继发痛苦。然而，这不是一个总能取得成功的方法，因为来访者往往说不清楚所经历的绝望、耗竭或退缩对他们的意义。与此相关的一个因素是，这种继发情绪并不会带来适应性行为。格林伯格曾提出，继发情绪的定义是适应不良的，因为它们不像原发情绪那样直接包含关于来访者与环境互动的同质信息（Greenberg，2002，2011）。继发情绪不会告诉我们原发的未满足的需求，也不会告诉我们可能满足这些需求的潜在适应性行为；相反，正如已经讨论过的，全面痛苦的特征是模糊不清的感受。在这种状态下，来访者通常会感到被困住，不知所措，并被他们的痛苦吞没。当个体感到沮丧时（这是全面痛苦状态的典型表现），通常并不知道自己为什么会有这种感觉。他们很难分辨出哪些特定的创伤和伤害导致自己感受到退缩和封闭的情绪。从治疗的角度来看，专注于这些继发的、未分化的体验很难让努力富有成效。

核心痛苦

如上所述，看起来，核心痛苦情绪基模的中心是恐惧／惊恐、悲伤／孤独及羞耻／被羞辱的原发感受（Crowley et al.，2013；Dillon et al.，2014；Keogh et al.，2013；Keogh et al.，2011；McNally et al.，2014；O'Brien et al.，2012；Timulak et al.，2012）。个体的核心痛苦由这些情绪的独特混合体所构成。通常这些情绪是相互交织的。所以，个体会觉得自己从未被爱过（悲伤／孤独），会感觉到这种不被爱的经历与一种本质的内在缺陷（羞耻）相关，进而感到深深的不安全（恐惧）。传统的 EFT 文献将核心痛苦情绪视为原发非适应性情绪（Greenberg et al.，1993）。原发非适应性情绪是人们熟悉并担心的慢性情绪。人们可能会试图避免这些情绪，因为它们本身让人无法忍受，或者因为接触这些情绪会让人陷入无法忍受的继发情绪（全面痛苦），如绝望和无助等（例如，我永远不会被爱，我永远不会被接受，我永远不会安全）。因此，治疗师的第一个目标是帮助来访者接触痛苦的原发情绪，然后帮助来访者和这些痛苦的情绪相处，而不是试图避免它们或者陷入全面痛苦状态。

未满足的需求

核心痛苦情绪表明个体的需求没有得到满足。每一种情绪体验都是个体的需求和环境相互作用的结果（Greenberg，2011）。例如，当我们需要被对方爱时，只有感知或体验到对方爱我们，我们才会感觉自己被爱。当我们想要爱或亲近，而对方退缩时，我们就会感到悲伤和被遗弃。当我们想要被接纳，却被拒绝和排斥，就会产生被抛弃和羞耻的感觉。因此，包含在核心原发情绪中的痛苦恰恰表明人们对安全感（如安全、被保护）、联结（如被爱、被关心）和 / 或接受（如被承认、被尊重）的关键需求没有得到满足 [帕斯夸尔 – 里昂（2009）将这些需求称为存在性需求]。未满足的需求往往没有在来访者的意识中得到充分的表达。由于来访者可能无法与核心痛苦感受相处，他可能没有机会探明自己在内心深处想要什么、争取什么、渴望什么。在治疗过程中，当来访者能够忍受他的核心痛苦时，对这些需求的意识通常就会变得清晰起来。举个例子，当一个来访者已经能够触及和容忍他内心深处令人痛苦的孤独感时，也许通过询问"当你感到无处不在的孤独时，你最想念的是什么"这样的问题，治疗师就有可能促使他识别自己未满足的需求是什么。关于核心痛苦的首要治疗任务是帮助来访者触及并承受痛苦，而关于未满足的需求的首要治疗任务是促进来访者表达这些需求。如此这般，就有可能让来访者对这些需求做出渴望已久的回应。

情绪痛苦的根源

　　如前所述，现象学研究聚焦于表现出抑郁、焦虑和创伤症状的来访者的核心情绪痛苦，证明人们经历的情绪痛苦通常是对伤害（以人际伤害最为典型）的反应，这些伤害阻止或违逆了对人类基本需求的满足。同样的研究还表明，记忆中的显著的人际伤害通常表现为下列形式：（1）排斥和丧失；（2）拒绝和负面评价；（3）心理和 / 或身体上的创伤和 / 或侵入性攻击。在一个人的成长发展过程中，有可能侵害来得越早，对这个人的影响就越严重。在成年之前，我们都相当脆弱，保护自己的生理和心理方法相对有限。即使成年后，这种保护也往往取决于我们是否归属于一个能够保护我们的更大的群体。因此，在没有保护的情况下，我们可能会受到伤害；发展水平越低，我们应对这种伤害的方法就越少。

对重要心理需求的侵犯和忽视通常是一个过程，而不是一次性的事件。它通常表现为一系列事件及其相互作用。这也通常是一个长期的过程，塑造了我们在成长中的情绪体验、行为和思考方式。因此，它影响了我们与所处环境互动的方式。EFT 假设（Greenberg，2011）情绪基模和基于它们的自我组织是通过"统合的情绪记忆结构"形成的。情绪基模设定了我们在情绪上与环境互动的方式。我们与无处不在的问题诱因互动而形成了有问题的情绪基模，从而制约了我们适应当前环境和与其互动的能力。因此，在与问题诱因的相互作用过程中形成的情绪处理方式有其局限性和脆弱性。这些局限性和脆弱性就成为问题过程（和有问题的自我组织）的吸引器，反过来又进一步限制了我们健康、有韧性的情绪处理的能力。因此，我们的情绪基模和它们所产生的自我组织并不总是具有适应性的。

我们在生活中遇到的情感伤害有时是相当微妙的。例如，尽管我们周围的人出于好意，但他们可能会直接或间接地否定我们付出的努力，从而减少了我们因为自己的真实样子而被爱的感觉。这种互动可能会让我们体验到微妙但不愉快的羞耻感（我没有价值）和孤独感（我很孤独，觉得没人真正爱我）。有时我们可能会被他人主动攻击或拒绝，如果这种情况持续下去，我们不仅会感到被羞辱、无用和羞耻，还会感到被攻击、侵犯，最终感到不安全和危险。这种类型的体验可能会带给我们无法控制或无法有效应对的痛苦情绪。由于害怕这些体验带来的痛苦，我们可能会开始避免可能导致这些体验的情况。我们可能会放弃努力，不再期待他人对我们的爱、认可或安全的需求的回应。我们对不同情况或场景进行回避可能意味着我们无法掌控艰难的情况。

当这些具有创伤性的体验令人特别痛苦和持久时，当个体（或许还是孩子的时候）对其改变现状的能力感到无力和无助时，一种慢性或创伤性的情绪痛苦就开始了。未来任何导致这些体验的状况都可能会变得特别可怕和痛苦。在这种情况下，应对痛苦的努力可能会变得疯狂和绝望，而对痛苦的根本原因的内省，可能看起来显得无关紧要或不重要。浮现在表面的很可能是各种不同情绪的混合物，通常被绝望和无助的感觉所支配。在其他时候，痛苦可能表现为易激惹、防御性的敌意或暴怒。然而，有关什么需求没有得到满足的感觉已经消失了，哪些需求没有得到满足和由此引起的痛苦感觉之间的所有联系都被埋没在一种整体的、未分化的痛苦感之中。

受人际伤害影响的经历可能是令人非常痛苦的，即使伤害本身对他人来说可能不是那么明显。例如，身处忙碌、充满压力的生活下的父母可能常常注意不到被忽视的孩子的失望。这种失望的外在表现可能是相当轻微的，所以即使父母注意到这种失望，他们也可能很容易低估这种失望的影响。孩子内在的心理痛苦可能会被他们努力表现出的乖巧懂事而掩盖。虽然孩子努力表现得更可爱的目的是希望得到关注，但最终结果仍然是孩子不被关注。一种内心的孤独感可能会袭来，却无人察觉。此外，因为孩子不能完全控制自己的生活，他们会将他人的行为（如父母的忽视行为）归罪于自己，并试图增加自己的控制感（我一定是做错了什么，所以我的父母才会忽视我）。这让孩子形成一种解释方法，以此理解他人那些看起来无法解释、进而不可控制的行为（Johnston & Lee，2005）。虽然这样的想法可能会增加孩子的控制感，但也可能导致消极的自我评价和自我反省。

在很多案例中，心理创伤非常严重、极具伤害性，它的存在是显而易见的，所有人都能理解它的起源。当我们想象一个八岁的女孩为了躲避暴怒的父亲而躲在床底下的困境时，大多数人都会产生慈悲心。很明显，她很可能感到不安全（我会发生什么事）、羞耻（一定是我做错了什么，才让父亲对我这么生气）、孤独（这个世界上没有人会帮助我，抚慰我情绪上的痛苦）。如果得知这个女孩经常会对可能发生在她身上的事情感到焦虑和担忧，我们也不会太惊讶。如果知道她对自己的自保能力感到无助，或者对未来的生活感到绝望，我们也不会太惊讶。将她的情绪痛苦理解为一种对创伤性生理痛苦的真正恐惧（对令人耗竭的羞耻和深刻孤独的痛苦体验的真正恐惧，源于她对安全、爱和欣赏的基本需求得不到满足）将是赋予人力量和富有慈悲心的。这样的孩子应该得到同情和安慰，也应该得到保护和支持。她想要感受爱并给予爱。她想为自己努力奋斗、创造并得到认可。她想要有安全感，这样她才能生存、成长、探索和发展。

上面是一些成年人和孩子在生活中所经历的痛苦体验的典型例子。相对而言，西方世界的战争和政治动荡不多。因此，我们很难想象一个人的生命每天都受到威胁时会是什么样子——一个人可能遭受入侵，无法控制自己的安全。这种经历的长期影响可能是深远的，可能会阻碍孩子未来的发展，其影响程度取决于这种创伤性经历在个人发展过程中的持续时间。在总结研究证据时，福特谈到在某些情况下"生存脑"如何取代"学习脑"（Ford，2009）。生存脑的特征是围绕着自我保护、避免伤害、对痛苦的敏感和对体验的开放程度缩小而建立起来的僵化的神经通路（Ford，2009）。当暴露于压力源时，个体尚未成熟的情绪调节能力会导致其无助和绝望的体验，引发其对淹没性的、失调的情绪的恐惧。没有舒缓的环境也会限制个体情绪调节能力的发展，进一步使其处于脆弱的境地，无法忍受可能触发负面情绪的新情况。因此，受此影响的儿童更容易经历情绪失调的痛苦（Ford，2009）。在重要的发展阶段，创伤经历的影响也可以表现在关系行为中，这种关系行为可能会变得越来越混乱，引发回避和 / 或轻视（Ford，2009）。

重大伤害会威胁我们自己和周围人的生命，发生在生命末期的重大伤害还会造成耗竭的影响（Ford & Courtois，2009）。职业或家庭生活产生的压力事件往往会引发个体长期的心理困扰，而成长过程中的发展性缺陷可能会加剧个体对这类压力的反应。

一个人的有问题的情绪基模模式通常是由当前的困难触发的，最终结果是由当前困难事件引起的情绪痛苦与记忆中过往的、熟悉的痛苦融合在一起。

正如已经讨论过的，认同亲近的人的痛苦，尤其是自己孩子或父母的痛苦情绪，也会触发我们自己的情绪痛苦。例如，作为一个家长，看到 10 岁的儿子被欺侮、被羞辱，我可能会感到特别艰难和无力。我极有可能感受到他的痛苦——被排斥、孤独和被排挤。我可能也会因为帮他改善情况的努力失败而感到无能为力。因此，像他一样，我开始感到绝望和无助。然而，幸运的是，我还可以做一些事情，我可以给予他同情和爱，我还可以通过健康的愤怒表达来认可他和他的权利，明确地告知他不应遭受这种对待。

这种对我们亲近的人的痛苦的认同可能是复杂的。我们有共情能力，能感受到他人的痛苦，但我们也能把自己的脆弱和痛苦投射到他们身上。如果我们自己过去的经历太过痛苦，如果这些经历让我们感到绝望、无助，害怕再次遭遇这样的经历，那么我们对身边人的痛苦的反应就会更强烈。我们自己的痛苦将与我们看到的亲人经历的痛苦融合在一起。过去的痛苦将被重新激活并重演。

在本章中，我在回顾治疗过程和基础心理学研究的基础上讨论了情绪痛苦。在下一章中，我将关注一个特定的理论，这个理论将概述如何转化处于心理困境核心的潜在情绪痛苦，从而提高人的成熟度、韧性和对复杂及困难生活的适应敏感性。

第3章

转化情绪痛苦

治疗师应该如何处理情绪痛苦呢？首先，我们有大量证据表明，即使面对逆境，许多人也会努力实现归属感、发展和创造（Rutter，1985）。他人的支持似乎在个体克服逆境中发挥了重要作用。这种支持能产生疗愈性的生理影响，因为它可以降低个体生理方面的痛苦（Panksepp，2011；Hyde，Gorka，Manuck & Hariri，2011），它也提供心理支持，打破心理孤立并帮助个体形成合力，从而克服情绪痛苦。

我们每个人都有不同的承受情绪痛苦的能力。我们每个人都受到基因易感性的塑造，这些基因易感性不仅影响我们对情绪痛苦的敏感性（Way & Taylor，2011），而且影响我们承受痛苦的生理能力。此外，我们每个人都有不同的成长史，期间我们会得到或没能得到重要照顾者的支持。一个人可能因为得到恰当照顾的经历而培养出情绪恢复的能力（Feder，Nestler & Charney，2009），但另一个人可能因为有过被忽视、被否定或被虐待的历史（Keyes et al.，2012）而完全不具备情绪恢复能力。第一个人通过养育经历得到很多资源，更好地装备自身，以应对逆境；第二个人则因为养育经历而在面对同样的际遇时更容易感受脆弱。人们对创伤经历的暴露程度也各不相同，这些体验过的情绪痛苦可能使他们在情感上受到挫伤，感到忧虑、绝望或无助。因此，处理和转化被拒绝、被遗弃或被攻击等不利影响的能力因人而异，而这种能力差异在很大程度上是由每个人独特的一系列过往生活经历造成的。

过去的生活经历会影响每个人在当下处理触发事件压力和困难情绪情境的方式。生物易感性和特定发育途径形成的独特组合解释了人们对不利情况的个性化反应。这也意味着任何形式的社会支持（如心理治疗）都必须根据个体处理痛苦的方式及引起痛苦的情境进行微调。

那么，情绪上的痛苦如何被转化为个体的心理韧性、成熟性和对他人的敏感性呢？这里介绍的模型基于对帕斯夸尔－里昂和格林伯格（2007）首次提出的治疗中的情绪转化模型，并对其进行了检查和改进。帕斯夸尔－里昂和格林伯格研究了情绪聚焦疗法和以来访者为中心疗法的治疗过程（Pascual-Leone & Greenberg，2007；Pascual-Leone，2009），并观察到在这些进展顺利的治疗中，情绪转化的进展遵循特定的模式。他们观察到，在结果良好的案例中，来访者首先表现出全面痛苦（其特征是未分化的情绪痛苦、绝望、无助等）。在随后的阶段中，来访者表现出长期的诸如恐惧、羞耻等原发痛苦。在这些长期的痛苦感觉中，负面的自我评价（例如，自我批评、"我不喜欢自己"）常常与存在性需要的陈述并存（例如，"我需要被接纳"）。然后，通过坚定自信的愤怒（assertive anger，如"我应该被接纳"）和／或自我安抚（"我感到被接纳"）的体验和表达，长期痛苦的感觉得以转化。这些转化性体验之后是哀悼／受伤的阶段，在该阶段来访者对缺失的经历（如接纳）进行哀悼。情绪处理路径最终以自我接纳和自我赋能结束。帕斯夸尔－里昂和格林伯格还观察到另一种路径，即全面痛苦之后是拒绝性愤怒阶段（rejecting anger，通常针对伤害性的他人）。这种拒绝性愤怒之后转化为坚定自信的愤怒，之后再历经上述后续阶段，如自我安抚和哀悼等，最后以自我接纳和自我赋能终结。

帕斯夸尔–里昂（2009）进一步表明，来访者是以"向前两步，向后一步"的方式来沿着上述路径进行情绪处理的。例如，来访者可能会先达到更高的情绪处理水平，随后可能会回落到较低的水平。然而，随着时间的推移，来访者退化的持续时间或程度会减少。因此，治疗中被成功调节的情绪事件可以标识出来访者正在建立情绪韧性和灵活性，因而越来越有能力产生更具适应性的健康的情绪体验。

帕斯夸尔–里昂的研究促使"圣三一学院 EFT 研究小组"（我的学生们建立的一个合作小组）进行了一系列研究（Crowley et al., 2013；Dillon et al., 2014；Keogh et al., 2011；Keogh et al., 2013；McNally et al., 2014；Timulak et al., 2012）。该小组以帕斯夸尔–里昂和格林伯格（2007）开发的单次治疗中（within-session）情绪处理模型作为基础，观察多次心理治疗中的情绪处理。在这些研究中，我们观察到帕斯夸尔–里昂论文中描述的类似现象。然而，我们也观察到一些差异和变化，促使我们重新概念化帕斯夸尔–里昂和格林伯格最初提出的某些理论（Timulak & Pascual-Leone, 2014）。透过来访者和治疗师互动的视角，我们观察了情绪转化的过程，以下将对此进行总结。首先，我们将看看来访者的痛苦在治疗过程中是如何表现出来的；其次，我们将研究通过治疗转化痛苦的过程。

治疗中出现的最初痛苦

正如前文已经提到的，来访者通常在治疗中表现出一种无法区分的情绪痛苦，类似我在前一章中描述的全面痛苦（这里我简要回顾一下对这种最初痛苦的描述）。全面痛苦通常表现为各种精神病理症状，如绝望、无助、情绪低落、烦躁、焦虑等。全面痛苦的典型特征是高度的情绪唤起（Warwar & Greenberg, 1999），但在控制型和情绪回避型的来访者中，它可能会被更微妙地表现出来，如以躯体主诉的形式。

　　通常在引发痛苦的人际关系触发事件的背景下，来访者表现出消极自我对待的倾向，以某种方式让自己对痛苦负责。来访者经常这样做看起来是为了控制痛苦（"如果我能为此负责，那么痛苦就在我掌控之中了"），这通常是他们在童年时学到的一种策略（例如，"能让我理解为什么我会被酗酒的父亲殴打，且能让我对此做点什么的唯一方法，就是相信某种程度上我本身就是会激怒他"）。在其他情况下，来访者常常内化了重要他人对他们的评价［例如，"你是有缺陷的""你不配得到（完整的）爱""你就是不够聪明，你就是不够好，你就是不够强壮"］。在这些情况下，这些他人似乎对来访者如此重要，以至于来访者接纳了他人眼中的事实并允许它来定义自身。

　　虽然消极的自我对待是一种应对被触发的情绪痛苦的方式，但它本身也可能成为额外痛苦的来源。此外，它还助长了在全面痛苦中经常遇到的混乱。换句话说，来访者可能会感到痛苦，同时也会因为痛苦而痛斥自己（"为什么我这么脆弱"）。痛苦最初是由对他人行为的体验或看法引发的，但随后会因消极的自我对待而在触发情境下被进一步延长，来访者会因内心的激烈动荡而感到不知所措。他们也可能因此陷入绝望和无助，觉得痛苦实在是太强大了，任何改变痛苦的努力都无济于事。当这种情况发生时，个体痛苦经历的真正核心（"到底是什么让我如此痛苦"）经常在其层层回避、对痛苦的恐惧、绝望和无助下被模糊掉了。

　　经典的 EFT（Greenberg et al., 1993）文献将全面痛苦中的情绪体验看作继发情绪，因为它们通常是对原发的、潜在情绪的继发反应。例如，来访者可能因为感到被遗弃和孤独 / 悲伤（原发情绪）而感到绝望（继发情绪）。如前一章所述，潜在的痛苦通常由孤独 / 悲伤（"我只有自己一个人"）、羞耻（"我有缺陷"）或创伤性恐惧（"我快要崩溃了"）的感觉构成。这些感觉表明个体对爱、认可和安全的重要需求没有得到满足。

如上所述，潜在的原发痛苦情绪被掩盖的原因之一是它们难以忍受，因此令人恐惧。来访者对于痛苦感受和遇到可能引起痛苦的诱因的恐惧，会促使其努力避免痛苦和可能引起或激起痛苦的诱因。无论是在治疗中还是在治疗之外的生活中，来访者都会采用各种情绪和行为策略来避免这些原发痛苦情绪。通过自我麻痹、分散注意力或绷紧肌肉，来访者可以在情感上避免被羞耻、孤独或恐惧等感觉淹没或完全掌控。来访者通过避免他们可能遇到的拒绝、排斥、羞辱，通过压抑愤怒不为自己挺身而出争取公平，或者通过减少可能引起冲突或被批评的方式来管理局势，试图避免痛苦经历的触发因素。这类行为甚至可以用来避免由自我批评引发的痛苦。

来访者回避的后果是其恐惧、痛苦、未解决的情感体验没有得到处理，因此不能实现转化。我们把潜在的痛苦看作个体在生活中遇到逆境时的一种自然反应，也因此，个体失去了发现或认识痛苦情绪中未满足的需求的良机。如果无法获得能让自身感觉更好的东西，来访者就会陷入痛苦、沮丧和混沌未分化的复杂体验中。来访者可能会试图与感受做斗争，或者试图避免它们，但卡住和无助的感觉并没有得到改变。来访者核心的情绪痛苦，弥散的悲伤／孤独、羞耻和恐惧／惊恐的痛苦情绪，没有得到关照，在这种缺乏情绪关照的情况下，来访者对爱、认可和安全的需求也没有得到回应，从而使其陷入无助，认为目前的痛苦不可能减轻，并担心进一步的痛苦可能会使情况变得更糟。

心理治疗中情绪痛苦的转化过程

　　成功的治疗将打断上述痛苦和回避的模式。它首先帮助来访者克服回避行为，然后承受情绪痛苦，再把这种情绪痛苦的核心分辨出来。这样的过程自然会导致未满足的需求得以表达，一旦表达出来，这些需求可以在治疗中通过产生慈悲（compassion）和保护性愤怒（protective anger）的疗愈性情绪体验得到回应。疗愈体验通常伴随着一个自发的哀悼过程，即个体对引起情绪痛苦并导致基本需求未被满足的伤害进行哀悼。疗愈体验通常也会导致自发的解脱感，并产生一种赋能感和自我能动性。这一过程已在一系列成功的体验式治疗案例中得到描述和记录（Pascual-Leone & Greenberg，2007；McNally et al.，2014）。让我们看看它实际上是如何发生的。

触及核心情绪痛苦并阐明未满足的需求

　　心理治疗理论有多种假设，例如，要实现改变，就必须理解精神病理学问题的原因及其维持因素，或者必须学习各种强有力的应对策略，或者必须产生矫正性（人际）体验，或者必须改变一个人对经历的想法，又或者必须改变一个人的行为，等等。很多理论模型都试图处理来访者呈现的继发痛苦（见上文，通常是未区分的痛苦情绪、绝望、无助、抑郁和焦虑等）。与上述过程相比，这里提出的转化模型假设，持久的心理治疗变化是触及、处理和转化个性化的核心情绪基模及其自我组织的结果。事实上，从我们自己的立场来看，上述提及的一些方法可能被视为在无意中支持回避潜在的痛苦，而不是支持对痛苦的处理和转化。例如，当我们围绕痛苦的原因进行理智化分析的时候，可能是在反过来试图避免实际感到的痛苦。

基于对成功治疗案例中的情绪发展过程的研究，转化模型假设转化是一个连续的过程，并由几个步骤组成。第一步是承认来访者的全面痛苦感，即个体特有的不快乐感、无望感、绝望感、无助感、悲伤和愤怒的融合，和／或对受委屈的反应性愤怒（reactive anger）。在心理治疗中，治疗师通过富有共情和慈悲心的沟通来提供认可，积极尝试理解来访者的情绪痛苦，同时也与来访者分享这种理解。重要的是，治疗师在提供这种理解时不会被来访者的情绪困扰所淹没，可以以一个坚定且有帮助的姿态保持自己的在场感。治疗师必须有信心，来访者可以承受所经历的情绪痛苦和伤害；必要时可以帮助来访者调节他们的痛苦程度，而这种情绪痛苦本身就包含着重要的信息。

治疗师必须了解来访者回避痛苦的愿望，以及对痛苦的情绪和行为回避是由其对进一步痛苦的恐惧驱动的。治疗师必须承认来访者的回避和驱动其回避的恐惧，并通过自身的在场、对来访者处境的理解和慈悲心来沟通。然而，与此同时，治疗师必须关注来访者潜在的痛苦，关注来访者痛苦的核心，最终关注来访者无法忍受的痛苦。

如前一章及以上所述，对心理治疗过程的研究表明，当来访者出现抑郁或焦虑时，其核心情绪痛苦是由三组痛苦的原发情绪的特殊变异构成的。第一组核心原发情绪包含悲伤、孤独、被遗弃、丧失和其他类似的情绪体验。第二组核心原发情绪包含羞耻、被羞辱、尴尬、失败和无价值感等体验。第三组核心原发痛苦情绪则包括基本的不安全感、恐惧、生理上的不适、身体伤害和创伤的体验。这些经历通常是违逆我们对依恋和身份认同等需求（如安全、被爱和被认可）的结果（Greenberg & Goldman, 2007）。从发展上看，关键的人际伤害会促使个体形成以无法忍受的、令人恐惧的核心痛苦为中心的情绪基模，任何与原始伤害相似的当前情境都可以触发这些情绪基模及其自我组织。尽管基于羞耻、悲伤／孤独或恐惧／惊恐的痛苦情绪可以被理解为分散的情绪群，但它们通常可能是彼此关联的（Greenberg & Watson, 2006）。

核心情绪痛苦也与独特的个人叙事相关联，这类叙事在个体的发展中成为重要的里程碑，并会影响个体自身如何体验当前引发痛苦的情境。每个人都有自己独特的潜在情绪体验模式，以及嵌入体验中的独特需求。个体所经历的痛苦具有其独有的风格和特质，而未满足的需求如何引发继发痛苦、放弃行为或恐惧感受，个体如何寻求避免痛苦，或如何以有问题的自我对待来回应痛苦，对于每个人来说都是独特的。

在治疗中，核心痛苦首先会以其无效的（unproductive）的形式被触及（Greenberg，Auszra & Hermann，2007）。核心痛苦情绪是长期的（经典的 EFT 文献将它们称为原发非适应性情绪；Greenberg et al.，1993）且会引发过于压倒性的体验。此外，由于来访者试图避免或打断它们，核心痛苦体验可能会被截断。支持来访者的情绪调节能力是治疗师的职责。治疗师需要帮助来访者与痛苦情绪共处而不是逃避它们，促进来访者在语言和叙事中对这些痛苦经历进行区分和表达（将体验转化为文字有助于调节唤醒水平，见Lieberman，Eisenberger，Crockett et al.，2004），从而最终帮助来访者阐明那些痛苦情绪所指向的未满足的需求。表达核心情绪痛苦中的未满足的需求，会帮助受苦的人们达成这些需求的满足。

应对未满足的需求：慈悲和保护性愤怒

前面提到的关于治疗中的转化过程的研究（Crowley et al.，2013；Dillion et al.，2014；Keogh et al.，2011；McNally et al.，2014；Timulak et al.，2013）表明，一旦未满足的需求被明确表达出来了，重要的是要以慈悲和保护性愤怒来回应这些未满足的需求。慈悲的体验能提供被爱护、被承认、被安抚的感觉，而保护性愤怒（与反应性愤怒相反）则提供了理应得到爱护、认可和保护的感觉。

为了让慈悲和保护性愤怒的疗愈性和塑造性潜能得到来访者真正的体会和认可，重要的是让其在触及核心痛苦时，意识到痛苦的根源来自未满足的需求，并同时体验这些情绪及其影响。治疗师对于这些情绪的产生起到了关键作用。首先，治疗师可以直接向来访者表达慈悲，可以站在来访者的角度表达正当的愤怒。治疗师的这种带有慈悲心的在场和体谅可以直接触达来访者，从而打破其存在性的孤立状态。此外，治疗师的人际肯定可以强化来访者的权利感（entitlement）和价值感。

上述研究同样也表明，熟练的治疗师可以通过具体的治疗干预手段和技术方法，来促进形成慈悲和保护性愤怒的疗愈性体验。例如，在帮助来访者先触及核心痛苦，并清楚标识出未满足的需求之后，治疗师可以要求来访者回忆并扮演其生命中一位充满关爱的他人，并由此体验他人充满慈悲的在场。例如，鼓励一位男性来访者扮演他那充满关爱的父亲，这位父亲在来访者小时候每天早上叫他起床、为他准备早饭，生病时带他去看医生。在一次想象的对话中，这位来访者扮演父亲，并且作为想象中的父亲回应了他儿子（即来访者）未得到满足的亲近和联结的需求。治疗师对此提供了帮助，鼓励"父亲"说说他看见自己儿子（即来访者本人）如此强烈地陷入孤独时的感受。或者，治疗师也可以帮助来访者面对空椅中的年少的自我表达出慈悲。例如，在一个案例中，一位女性来访者进入一段情景性回忆，体会到自己10岁时的感受，表达出因为其酒精依赖的母亲的缺位带来的强烈孤独感。在这个例子中，治疗师可以和来访者一起想象年幼的自己坐在另一把椅子中，感受到孤单、迷失，迫切需要关爱。治疗师可以鼓励来访者作为成年的自我来对那个幼小孩童的需求做出回应，从而促成成年来访者对幼年的受伤的自我表达慈悲。

需求得到回应，被给予慈悲的体验具有疗愈的效果。来访者听到、说出和感觉到"我被爱，我确实很重要，并且有人想要保护我"这样的概念满足了其未满足的需求。这是一种舒缓、平静的体验，重要的是要在体验中细细回味这种交流。被给予慈悲的体验也有助于重新编写有问题的情绪基模，因为情绪处理不会以处理全面痛苦告终，而是要区分原发痛苦、继发痛苦和痛苦背后的需求表达的混合体，通过平衡适应性情绪来回应。因此，这个过程增加了人的情绪灵活性，并巩固了引发慈悲的自我组织路径。

当然，在治疗中触及、体验、表达和接纳慈悲的体验可能并不那么直截了当。在某些情况下，来访者在其一生中所经历的伤害可能会产生无法弥补或难以修复的影响。因此，治疗师要富有耐心，深刻理解来访者的痛苦感受：孤独、羞耻或恐惧的感觉如何；什么可以让这些感觉更容易忍受；向内关注和感受很重要，但同样重要的是，何时从向内关注中解脱出来；何时把事情用文字表达出来并使其有意义；何时关注需求；如何帮助来访者触及和表达他们的需求；以及如何产生慈悲的反应；等等。虽然消极的自我对待会干扰来访者获得和接纳慈悲，但似乎实现对自我的慈悲［即自我关怀（self-compassion）］的最好方式是目睹自己的痛苦。在 EFT 中，这种体验是通过使用想象的对话来促进的。我们将在接下来的章节中研究这些复杂的过程。

健康的、保护性愤怒体验也有助于认可和支持来访者，是对未满足的需求的有效反应。尽管为了获得安全感、归属感和价值感，慈悲和保护性愤怒的体验很可能都是必要的，但我们的研究表明，对于一些来访者来说，保护性愤怒的体验可能比获得慈悲的体验更重要。保护性愤怒可以让受苦的来访者恢复主观能动性和控制感，这些经验帮助来访者恢复活力，并鼓励其照顾自身未满足的需求。应得的权利被认可有助于提供一种个人力量感，对消除痛苦和痛苦中存在的恐惧、退缩、绝望和无助至关重要。以一位小时候感到恐惧的男性来访者为例，他的父母经常把他一个人留在家里。在治疗中体验保护性愤怒有助于这位来访者形成这样一种感觉，即作为一名七岁的男孩，他不应该被孤立，不应该一个人被丢下；相反，他应该得到更好的照顾。他可以感觉到，作为一名七岁的男孩，他有权获得一种安全感。因此，作为一名成年人，他可以获得一种权利感，可以在他感到孤立和缺乏支持时去寻求身边能给予他积极反应的人的帮助。体验到这种权利感可能会让他充满力量，从体验上来说，这平衡了他小时候，甚至成年之后有时也感到的压倒性的脆弱。

感到保护性愤怒的体验使人充满活力。它带来了能量感、个人韧性、个人力量和主观能动性。它将个体与其他人区分开来。它动员个体为自身有权获得的东西挺身而出。所有这一切都暗示着一种向前冲的倾向，这种倾向与退缩截然不同，退缩的特征是陷入绝望和无助。因此，保护性愤怒不仅可以改善人的情绪，还可以抵消个体所体验的痛苦感。个体较少被孤独、羞耻和恐惧的感觉所消耗，因此不需要过度回避这些感觉。来访者在治疗中触及保护性愤怒的次数越多，自身就越有可能在现实必要时产生适应性的保护性愤怒。因此，来访者的情绪灵活性得到了发展。

在我们的研究中，我们观察到，对于一些来访者来说，他们很难有一种权利感，去满足自己应得的需求，或者很难以健康愤怒的形式表达这种权利。在某些情况下，这种困难似乎源于担心这种愤怒会让他们陷入失去自我控制的境地，并以可能伤害他人的方式行事。在另一些情况下，困难似乎源于恐惧周围的人不会接纳这种坚定自信的愤怒。这种恐惧似乎植根于具有重要发展意义的事件，在这些事件中，捍卫自我的努力被压制，并转而反对试图维护自己的人。在这些遭遇中，个体为维护自己而做出的努力也经常不被重要他人接纳。例如，一位女性来访者对其母亲的过度控制的紧张行为感到窒息，在一场想象的对话中，她很难站出来面对自己的控制型母亲，因为她担心母亲会受到伤害，也担心自己会被看成一个忘恩负义的女儿。

对愤怒的恐惧和对愤怒的负面评价也是自然现象。从进化的角度来看，合作与和谐，而非冲突，能让社群成长并照顾其所有成员，这是有道理的。因此，对愤怒的谨慎是可以理解的和合理的。但是，在有些时刻，表达愤怒是确保正义得到伸张的唯一途径。在这种情况下，表达适当的愤怒可以被视为是促进成长和安全的。达到这种平衡并促进来访者触及、拥有和表达适应性愤怒是核心情绪痛苦转化的核心。因此，在治疗中，当治疗师识别和确认来访者呈现出一种需求应得到满足的权利感时，就需要给予来访者认可。特别是当这种对来访者的认可作为对被冤枉的感觉（如被排斥、被拒绝、被侵犯等）的反应自然而然地出现时，治疗师更需要这样做。治疗师看见这样的权利，认可它，肯定它，并鼓励来访者在治疗过程中感受它并在实践中表达它。治疗师的支持旨在允许来访者产生愤怒并在其后接纳它。

前文提及的研究观察到，当来访者面对一个栩栩如生的、令人心碎的、毫无反应的他人时，这正是促进保护性愤怒的体验和表达的最好时机。例如，在上面的例子中，在治疗师要求那位女性来访者坐在对面的椅子上，以她最具控制欲和窒息性的方式扮演她控制欲强的母亲后，无法站起来反抗她母亲的女性来访者可能会进入愤怒。一旦这种行为升级，治疗师可能会要求来访者回到她自己的椅子上，观察控制行为产生的影响，看看她是否希望她的母亲以这种方式控制她。通常，当来访者体验到想象中的重要他人对自己的脆弱以毫无反应、伤害性行为和/或拒绝的方式来严厉地回应时，来访者的愤怒会自发地出现。来访者为自己挺身而出、为自己的需求而战的能力自然会被调动起来。例如，如果来访者表达了脆弱和需要被爱及被接纳，而另一个人（如想象中的母亲）以嘲笑的方式回应，那么来访者很可能要么崩溃，陷入无望和绝望中，要么为自己挺身而出，表达愤怒（我确实值得被爱和被接纳，而不是被嘲笑）。在这些情况下，治疗师的角色是帮助来访者保持坚定自信，而不是陷入绝望（见第 7 章和第 8 章）。

治疗师可以通过其他几种方式来做到这一点。治疗师可用的一种选择是指导来访者表达保护性愤怒。例如，指导被欺负的男性来访者看着想象／记忆中的欺凌者，采取坚定的态度，并坚定地向欺凌者表达欺凌行为的错误。此外，还可以鼓励他向欺凌者要求小时候有权获得的东西（如安全和尊重）。治疗师的另一个选择可能是通过自相矛盾的干预来强调来访者崩溃、不自信的状态，例如，指导来访者看着欺凌者并承认"我会在余生中害怕你"。这种干预通常会激起来访者的反抗，导致自身说出"我不会再害怕你了"。第 7 章将介绍一些有助于帮助来访者触及和表达健康愤怒的其他干预策略。

EFT 将来访者与伤害性的重要他人的互动置于核心的地位，通常采用想象对话的形式完成这种互动。这样的对话能唤起来访者的强烈情绪，因此被认为是一种强有力的策略，通过它可以在治疗过程中激活现有的有问题的基模和自我组织，并最终实现转化（Greenberg & Foerster，1996；Greenberg & Malcolm，2002）。当来访者回忆起重要他人也有较好回应他们需求的时候，这些记忆会体现出重要他人带有慈悲的在场，并被纳入对话中，在此时此地的当下回应来访者未满足的需求（Greenberg & Foerster，1996；Greenberg et al.，1993）。如果这样的记忆并不存在，而想象中的重要他人只是没有反应、辱骂或忽视，那么治疗中扮演重要他人的行为通常会引发绝望和无助的崩溃（即未满足的需求永远不会被回应，如"我没有得到爱和接纳，而且情况会一直这样"），或者它们会激发保护性愤怒的出现。这两种结果中哪一种能占据优势地位取决于多种因素，包括照顾者或来访者成长经历中其他重要他人的培育性和肯定性的行为表现、自信型榜样的存在、来访者的生物学倾向，也许还有逆境的严重程度。总而言之，来访者对他人对其核心痛苦富有慈悲心的反应的体验和对自己挺身而出争取应得权利的坚定会创造一个促进性的环境，在这种环境中，绝望有可能被转化。接下来，来访者可以转变为一个脆弱但有力量和全情投入的人，追随着自己自然健康的需求。

真正的痛苦表明一个人的自然需求被侵犯或被忽视了。目睹这种痛苦的自然结果是感到真正的慈悲并努力报以肯定性的回应。这就是为什么我们可以从看电影或听故事中得到如此大的鼓舞。在这些故事中，英雄的勇敢克服了不公正。我们喜欢这样的胜利，尤其是在最初看起来无望或不可能改变的情况下。当曾经被冤枉的人赢得胜利时，我们会感到高兴，从心底里被他们的苦难和痛苦所感动。有意思的是，当转折点到来时，当他们刚开始取得胜利时，我们甚至会更加感动（关于为快乐结局而哭泣的现象，见 Weiss，1993）。

情绪转化经验的影响

原发非适应性情绪，如适应不良的羞耻、孤独或恐惧，在治疗中被诸如慈悲和适应性愤怒这样的原发适应性情绪所转化（Greenberg，2011）。因此，来访者的体验不再仅仅围绕绝望、无助、恐惧、愤怒或回避进行组织，而是会被一种被理解、被关心、被照顾、被支持、被肯定和被赋权的感觉所平衡。这些新体验不仅可以平衡来访者的痛苦，而且增加了其在感到痛苦的非适应性情绪时能够产生适应性情绪反应的可能性。因此，有问题的情绪基模被改变和重新编写（可以假设这包括神经连接的变化），并且新的情绪处理模式开始发展。情绪处理不再卡在痛苦的原发非适应性情绪和回避此类情绪的经验中；相反，它现在还包含适应性情绪，例如，自我关怀和保护性愤怒，以及引起他人慈悲和支持性愤怒的体验和行为。

本章中提到的研究还表明，作为了解和区分情绪痛苦并最终转化它的结果，来访者也更能容忍、更有能力承受困难的感觉。来访者还可以意识到重要的情绪，对其进行反思，并将它们纳入个人有意义的叙事中。来访者也可能会更加了解嵌入在突显情绪中的需求，并且可以产生回应这些需求所需的情绪反应和行动。因此，他可能更善于满足自己的需求。从绝望中恢复过来的治疗过程体验也有利于促进个体成熟和在生活中的自我主观能动性的发展。这些经历也让来访者学会如何面对逆境和逆境可能带来的痛苦。总而言之，这些经历最终有助于提升情绪灵活性，也让来访者更容易接触多样化的自我组织（Paivio & Pascual-Leone，2010；Pascual-Leone & Greenberg，2007）。

来访者从逆境中恢复的经历，与将痛苦的感受转化为更丰富的情绪反应的经历合在一起，最终使其在面对未来的逆境时更有韧性。来访者可以学到一种微妙但强大的技能——一种存在方式，以帮助他们面对未来生活中的困难和逆境，而这种存在方式可以通过其他滋养型和支持型关系持续下去，如回应型父母（对于儿童而言）、转化性教育或集体和 / 或同伴支持。

来访者拥有被赋能的自我的体验、得到慈悲支持的体验和得到保护性愤怒支持的体验，其本身并不意味着过去的伤害得到疗愈和克服。从某种意义上说，来访者对这些经历的记忆仍然令其感到悲伤和痛苦。然而，一旦这些记忆的令人脆弱的力量被克服，来访者就可以适当地进行哀悼，这一过程在研究案例中已经得到印证（Pascual-Leone & Greenberg，2007；Crowley et al.，2013；Keogh et al.，2013；McNally et al.，2014；Dillon et al.，2014）。来访者能够在过去或最近遇到的逆境、困难或伤害中体验和表达悲伤。来访者能够以一种让痛苦不安程度有所降低且带有放手意味的方式对伤害进行哀悼。这些伤害性的记忆曾经只会带来无法忍受的痛苦和绝望，而现在，慈悲和保护性愤怒的新体验可以让来访者不被负面情感淹没，并对伤害进行哀悼。来访者可以充分意识到自身的过往经历，而不会被这种意识所束缚和折磨。因此，来访者的情绪成熟度可能因此得到提高，对他人的痛苦可能变得更加敏感。情绪痛苦的转化不仅让来访者更有韧性，也让他们更敏感，更人性化，更能与他人联结，更愿意为自己挺身而出，在需要的时候，给予他人慈悲的在场，提供坚定的肯定和支持。

第二部分

实践应用

第 4 章

促进情绪转化的治疗关系

人是社会性的存在，我们生活在支持性的社会网络中。这些社会关系帮助我们克服逆境：它们有可能帮助我们平息情绪上的痛苦（Panksepp，2011），调节情感（尤其是在儿童时期，见 Schore，2001），分担身体上的痛苦（Coan et al.，2006），打破孤立存在，为我们提供保护，并给予我们肯定。从达马西奥的角度来看（Damasio，2012），功能性的社会网络为人们提供了充分发挥出自己潜力的机会（包括身体器官和细胞层面）。因此，心理治疗的研究者、开发者和实践者很早就注意到了关爱和支持关系的强大潜力（Rogers，1942）。事实上，如今人们普遍认为，任何心理疗法的基石都是良好的治疗关系（Horvath，Del Re，Fluckinger & Symonds，2011）。

EFT 的治疗师试图与其来访者建立一种具有疗愈性质的治疗关系，并可以将这种关系作为情绪转化工作的基础。治疗师对发展治疗关系的主要贡献在于其提供了一种透明的真实关系，在其中治疗师公开显示其关怀意图和温暖（Rogers，1957）。治疗师从来不会有任何隐瞒，他们在来访者面前有时可能会非常犹豫，也可能展现些许脆弱（Timulak，2014）。

个人经历

最近，我讲述了自己运用 EFT 的治疗经验（Timulak，2014）。在治疗的早期，我相当焦虑，因为对于我这样一个天生害羞的人，与一个陌生人见面并保持亲近是相当具有挑战的。我很焦虑的另一个原因在于，即使我用毕生经验帮助来访者，也不能保证治疗会成功，因为情感痛苦的转化一直是一个非常复杂的过程。不过，我利用自己的经历和基于这些经历得到的信心，向来访者灌注希望，我将竭尽全力地帮助来访者极大地改变他的生活。尽管我的身份是心灵脆弱的来访者的治疗专家，但从治疗的早期开始，我就会努力打造一种能够促进平等的关系。我试图在与来访者的关系中建立信任，公开我的工作方式，公开在治疗工作中我内心中所发生的事情（当然不会给来访者带来负担，只要来访者问起，我就会坦率地透露我内心中所发生的事情）。我对来访者的承诺是开放的，即我会运用我所掌握的所有技能和知识。此外，在整个治疗过程中，我充分理解来访者的困难，与来访者分享并合作，对其困难概念化（见第 5 章）。

从治疗开始，我就努力在内心营造温暖的氛围，并通过我的姿势动作、声音质量以及我对来访者的经历（特别是其痛苦）给予全身心的关注表达出关怀。我的注意力集中在来访者及其目前的问题上，把那些与来访者无关的东西摒弃，并有意识地尽力对来访者提供帮助（Geller & Greenberg，2012）。

在治疗过程中，特别是当我们触及来访者最原始的痛苦感受的时候，我常常感到一种非常强烈的联结。当我们触及来访者的痛苦，目睹他的挣扎和脆弱时，我总是万分感动。我相信这能激发出我最好的一面，那就是我所拥有的最具关怀、最有促进作用的能力。我被来访者的痛苦深深地触动，而且并不试图掩饰它；相反，我与来访者分享我在其经历中体会到的触动、感动和愤怒等。我努力建立关系，公开表达我的支持和认同。和格林伯格一样（Welling & Greenberg，2011），目睹来访者的痛苦会唤起我的慈悲之心（事实上，我对我的学生说，对他们来说，他们触及来访者的核心痛苦的标志是被来访者感动，并变得非常温柔，产生保护欲和慈悲之心）。在这些时刻，我认同来访者痛苦的各个方面，并对来访者最原始的原发情绪痛苦感到特别温柔（Geller & Greenberg，2012）。在这样的时刻，我意识到我需要在自己使用的语言和采取的干预措施中主动表现出温暖和同在感，这样来访者才能感受到我的在场和与我的联结。在技术层面上，在治疗中接触到来访者的核心痛苦时，我的目的是使其清晰地认识和命名痛苦的不同方面，并阐明痛苦中存在的未满足的需求。此外，我正在努力促进一种情绪体验，对来访者的这些未满足的需求做出回应，从而改变其痛苦。

我在来访者处于最脆弱的阶段及转化的时刻支持他们。直接目睹来访者的痛苦，目睹来访者通过自我关怀和保护性的自我确信来对抗痛苦，这些都激励并改变了我。这是我的职业中最有价值的东西。转化的时刻，即当来访者表现出保护自我的决心，认识到自己需求的重要性和正确性，并通过关怀或认可来回应它们的时刻，都激励着我去应对自己的痛苦和恐惧。与来访者的这些共同经历正在改变我。在这样的时刻，我觉得我可以更好地与自己受到的伤害和脆弱建立联结，并与我周围能够提供支持的人建立联结。我也决心要更勇敢地去解决不公正的问题。

每当治疗结束时，这对来访者来说，可能有一点失落；对于我来说也是如此。虽然有些许悲伤，但更有对取得重大成就的庆祝和认可。如果治疗不是特别成功，或者治疗过早结束，我可能会觉得很失望，也会自我反省，我本可以采取怎样不同的治疗策略。然而，这些困难的时刻可以被其他来访者的成功经验抚平（更多关于我提供的EFT 经验，见 Timulak，2014）。

理论观点

EFT 的治疗关系，除了是一种非常人性化和有影响的体验，更应当是一种有意向性的、有理论和经验支持的专业活动。转化情绪痛苦的工作是在治疗关系的背景下进行的。这种关系是创造利于转化的条件的核心载体，也是转化工作本身的核心要素。EFT 的治疗关系需要产生一些功能。在这里，我将集中讨论其中的三个主要功能：提供安全、情绪调节和矫正性情绪体验。

提供安全

我将讨论的第一个 EFT 治疗关系的功能是提供安全。来访者在接受治疗时很脆弱，对治疗中会发生的事情心存疑虑。他们处于痛苦之中，对在治疗中可能出现的进一步痛苦也感到焦虑。他们还担心治疗师是否有足够的知识和技能来帮助他们。偶尔，他们中的个别人可能有过与心理学家或其他健康专业人员接触的经验，这些经验有时可能使他们对专业人员的助人能力产生怀疑。此外，他们还可能对专业人员对自己的评价以及自己是否会被喜欢有顾虑。特别是，他们可能担心专业人员会像他们生活中那些不喜欢他们、批评他们或对他们没有同情心的人一样。对于那些充满自我怀疑和消极自我感受的来访者来说，这种担忧可能更加明显。他们可能害怕治疗师会看穿他们，认为他们是弱者、不聪明，要对自己的问题负责，没有良好的个人品质，诸如此类。因此，治疗中的来访者非常警惕，一开始就仔细审视治疗师（Rennie，1990，1994；Timulak & Lietaer，2001）及其行为，直到他们在治疗师身边感到更加舒适和安全。这种情况并不奇怪。

　　治疗师该如何应对来访者合理的警惕性和脆弱性？首先，治疗师应该意识到这些感觉的可能性，也应该意识到来访者可能不会就其面临的困难展开交流（Rennie，1990，1994；关于来访者服从的研究）。其次，治疗师还应该坦率地解释自己是如何操作的（Timulak & Lietaer，2001），这样来访者就不会对治疗师的想法产生错觉。治疗师可以在治疗早期就确定一种合理性，这种合理性要与来访者所面临的问题正好吻合（例如，"我看到你和妈妈之间的问题在情感上给你带来了很多影响，我们将尝试用不同的思维去看待它，这样它也许会在某种程度上让你不那么难过"）。同时，治疗师还可以与来访者一起商定治疗的目标（如哪些问题需要解决）和治疗的任务（例如，列举理由说明，为什么情绪上的痛苦必须在治疗中被触及和体验，以便得到转化），并提供温暖的在场，从而有望促进治疗师和来访者之间的牢固联系（Bordin，1979；Horvath，Del Re，Fluckiger & Symonds，2012）。

　　在第一次治疗中，治疗师通常会和来访者一起就治疗的目标和任务达成一致，在这个过程中，来访者仍在摸索治疗的内容会是什么。如果来访者以前接受过治疗（这种现象越来越普遍，因为人们参加治疗的程度越来越高），出于谨慎的考虑，治疗师会询问来访者以前的治疗经历。这些经历可能会影响来访者当前对治疗的看法和期望。在某些情况下，这些经验可能是负面的，或者可能与来访者在 EFT 的治疗中所期望的有很大不同。

　　在治疗早期以及在整个治疗中，治疗师的工作重点是鼓励来访者把最痛苦、最麻烦、最令人不安的问题带到治疗中。当来访者分享烦恼时，治疗师通过共情鼓励来访者展开故事（Angus & Greenberg，2011），并感受其中的情感基调（emotional tone）。治疗师的共情回应旨在传达理解，并帮助来访者探索自己的经验。治疗师的共情体现在态度中，这种态度传达出对来访者情绪体验的接受和治疗师的真诚的在场（Rogers，

1957）。重要的是，治疗师的共情性的在场应聚焦于探索来访者的困难，蕴含于治疗师的非防御性在场中，让治疗师即使在治疗关系可能是紧张的或还处于试探性的阶段时（Timulak，2011），也能与来访者保持联结（让自己的经验保持开放和透明）。正如我之前所表达的："一个非防御性的治疗师并不会在来访者面前退缩或有所隐瞒。如果分享经验对治疗关系或治疗本身有重要意义，他就会开放地分享自己的经验。这种开放性和透明度可能为来访者参与治疗提供了一个典范。"（Timulak，2011）

　　治疗师的非评判性立场是 EFT 治疗师的另一个决定性特征。非评判性立场是指治疗师重视来访者并欢迎他们分享每一段经历（Barrett-Lennard，1998）。重要的是，治疗师不仅应该对来访者的感觉、想法和行动持开放态度，而且不应该害怕来访者的情绪世界。由于来访者通常会对自己的痛苦情绪感到恐惧，因此，为了建立来访者的情绪安全，治疗师必须让他们感觉到，无论他们经历过什么，治疗师都不会害怕这种经历，而是会开放地拥抱这种经历，并有信心与之合作。事实上，这往往是新手治疗师在培训中容易遇到的难题，他们可能对 EFT 在整个治疗过程中对情绪痛苦的重点聚焦感到摇摆不定。一些受训中的治疗师也害怕这些痛苦的情绪，可能担心在来访者身上引发出自己没有信心处理的痛苦（例如，如何才能安抚痛苦或将其转化为一种带来力量感的体验）。他们也可能害怕自己的情感弱点，这可能使他们对消除对方的痛苦感到无望，特别是当来访者的痛苦感受和经历与他们自己的相似时。因此，培训的一个重要方面是，把对治疗师的情绪容忍度、情绪识别和情绪理解能力，以及情绪工作技巧的培养作为培训的重点，使得他们有信心引导来访者战胜痛苦。

　　对于一些来访者来说，情绪表达可能是困难的，因为他们可能认为在治疗师面前表现出情绪化或不安是一种社交尴尬。对于那些在成长过程中曾收到过微妙或直接的信息的来访者来说，可能尤其如此。这些信息暗示情绪体验不应该公开表达，因为它们很难被他人承受，或者可能被视为脆弱的迹象，从而会招致虐待等。在这种情况下，EFT 治疗师既要接受来访者的犹豫不决，也要直接鼓励来访者接触和体验情绪，因为这是唯一可以与之合作并最终实现转化的方式。

无论治疗师如何在与来访者合作的过程中努力保持温暖、陪伴、关怀和施展技巧，由于来访者天生的脆弱性和敏感性，治疗关系中出现紧张的可能性仍然很高。当来访者参与治疗时，他们很可能处在一种脆弱的状态中，并可能对在治疗过程中不太理想的情感需求回应特别敏感。因此，治疗师必须发现来访者的所有抵触情绪，并在治疗中关注它们。治疗师应尽量鼓励来访者分享困难的事情，同时注意来访者可能会避免直接表达这些感受，因为他们担心这样会导致与治疗师的关系紧张（Safran & Muran，2000）。治疗师的治疗应该是试探性的和促进性的，以帮助来访者表达他所经历的事情，并通过共情性探索鼓励来访者表达在关系中感受到的困难（关于治疗关系的破裂，见 Safran & Muran，2000）。

治疗师询问来访者对治疗或治疗师的保留意见的谦逊和勇气，以及公开承认自己在治疗关系中可能出现的任何限制因素，似乎是成功避免治疗关系破裂的重要条件（Rhodes，Hill，Thompson & Elliott，1994；Safran & Muran，2000；Safran，Muran & Eubanks-Carter，2012；Timulak，1999）。避免这样的关系破裂，对于建立一段让来访者体验到安全的稳固关系来说，可能是至关重要的。

情绪调节

在治疗关系中，如果治疗师对来访者的情绪世界秉持一种非防御性的、开放的、非评判性的态度和接受一切的兴趣，并且通过共情、理解和探索传达这种态度和兴趣，

则很可能平息来访者的不安和痛苦。同样，我们也发现，爱人的陪伴会让人情绪平静
（Panksepp，2011），高质量的浪漫关系也能产生此类效果，他人的关心能减轻身体的
痛苦（Coan et al.，2006）。EFT 治疗师的目标是发展一种能够提供有力的镇静情绪作用
的治疗关系。其中，治疗师传达出共情和真诚的关怀（Timulak，2011）。有研究提供
了可靠的证据，证明治疗师的共情有助于产生更好的治疗结果（Elliott，Bohart，Watson
& Greenberg，2011）。

当然，治疗师对来访者的情绪调节是一个复杂的问题。EFT 治疗师的工作不仅集
中在提供富有慈悲心的共情性舒缓反应，还在于推动来访者接触最痛苦的情绪体验，
以便转化它们。通常，治疗师通过使用唤起性反应，使来访者在治疗中专注于情绪痛
苦，并最终实现转化目标。此外，积极的体验式干预，如想象中的对话（见第 6 章、
第 7 章、第 8 章）被用来诱发特定的情绪痛苦。值得注意的是，所有的唤起性工作都
是在关怀的共情关系中进行的，在这种关系中，治疗师会积极传达他的关怀。

治疗师会帮助来访者获得一种经验，使他们能够与核心的痛苦情绪共处，从而有
助于其情绪的调节和舒缓。治疗师通过欢迎（而不是惧怕）来访者的所有情绪体验
（甚至是那些核心痛苦情绪中可怕的和痛苦的体验）来建立这种新模式。治疗师接触
这些情绪时的一贯做法，是鼓励来访者与它们相处，从而建立容忍它们的能力。此外，
治疗师还积极帮助来访者找到一种语言来命名情绪体验的各个方面，借以明确表达情
绪体验（例如，"它带来了这种深深的内心孤独感"）。治疗师邀请来访者留在体验中，
关注来访者情绪体验中最深刻的方面。治疗师的目的是促进来访者不仅能回味和感受
这种体验，而且能用适当的语言来表达它。这种表达的另一个重要部分是探索在痛苦
的经历中哪些需求没有得到满足（例如，对联结、接纳或安全的需求）。治疗师还通过
试探性的共情反应以及积极地邀请来访者提出问题，鼓励来访者用自己的语言来表达

情绪体验。例如，"看看你的内心发生了什么。当你得到这些时，内心的感觉如何？"研究证据表明，对感受的命名可以起到调节作用（Lieberman et al.，2007）。事实上，一些体验式治疗方法（以及第 6 章和第 8 章中介绍的一些 EFT 干预方法）就是围绕这个概念建立的（Gendlin，1996）。我们进一步假设，在来访者和治疗师建立关系的过程中，关系的调节功能得到了加强，并被来访者内化，然后在自我对待中映射出治疗师的专注、关怀和理解。来访者因此内化了治疗师的功能，甚至在治疗师不在场的情况下也能实现这一功能。治疗师的调节功能就这样逐渐被自我调节所取代。

矫正性人际情绪体验

除了治疗师的关怀性在场和共情反应提供的调节功能外，治疗师也经常通过建立关系来提供另一种功能，即为那些给来访者造成人际伤害和情绪痛苦的伤害者的做法"解除毒性"。因此，治疗师富有慈悲心的关注性反应，如共情理解、肯定未满足的需求，或承认被来访者的痛苦故事所感动，都为来访者提供了直接的经验，与之前伤害者的虐待或忽视行为形成鲜明对照。这样一来，治疗师伸出援手，提供陪伴，打破了来访者的孤独感。来访者的羞耻感也被治疗师的认同和肯定消除了。来访者的恐惧和不安全感被治疗师的保护性在场治愈了。治疗中的这种人际体验不是计划好的，而是关系导向的 EFT 治疗师的真实自发反应。治疗师要给予非防御性的陪伴，并准备好分享自己的内心感受（例如，被来访者的痛苦所感动，或者可能为来访者所遭受的虐待行为感到愤怒）。治疗师自发的慈悲反应通常是由来访者的原始痛苦引起的；因此，来访者的脆弱需要 EFT 治疗师积极地表达关怀。在这种情况下，EFT 治疗师不会躲在专业面具的后面，而是对来访者的痛苦和其中未满足的需求表达慈悲。治疗师也肯定了保护性的和自我肯定的自信姿态，这种姿态是对来访者在过去和现在经历的被遗弃、被忽视、被虐待及类似的创伤性经历的一剂解药。治疗师的这种行为的影响被视为 EFT 中重要的改变机制之一。在这种情况下，新的矫正性情绪体验才能改变现有的、以核心问题情绪基模为中心的自我组织（Greenberg & Elliott，2012）。来访者内部产生的矫正性情绪体验还可以对这些人际的、矫正性的情绪体验提供补充（见第 6 章和第 7 章；也见 Greenberg，2011；Greenberg & Elliott，2012）。

存在主义的治疗

进行 EFT 治疗时，治疗师也会处于脆弱的风险中。因为治疗师总是非常透明，随时向来访者显露自己的关怀，尤其是在来访者非常脆弱的时候。在这种情况下，治疗师应保持积极的状态与来访者发生真正的接触，一方面通过共情反应，另一方面也通过真诚的关系显示治疗师的慈悲和 / 或代表来访者感到的合理愤怒。但对于一些来访者来说，他们越是脆弱，越是对治疗师的任何错误调谐（misattunement）高度敏感。因此，治疗师的关怀也更容易受到来访者的拒绝。EFT 治疗师有意表现得与来访者以往遇到的一些人不同，这些人常常因为不知道该如何回应痛苦的来访者，而在他们需要安慰时犹豫不决，无法提供有效帮助。

我在本章的开头提到，我经常受到 EFT 工作的直接影响。当我与处于痛苦中的来访者一起工作时，我会被感动、被激励、受到挑战、感到悲伤、想为来访者而战。我相信，对许许多多采用不同治疗方法的治疗师而言都是如此。EFT 因为强调对来访者经历中最脆弱的部分保持关注，所以这份工作很可能会对治疗师产生影响。这种影响往往以一种意想不到的方式出现，并可能改变治疗师如何体验和应对自己的脆弱性

（更多信息，见 Timulak，2014）。

案例中的对话片段

在下文中，我将介绍各种案例中的对话片段。书中的对话记录和小故事都基于实际的来访者和我的研究小组成员参与的个案治疗。所有使用的材料都由同意参加各种研究的来访者提供。他们允许在保留隐私和隐去个人信息的前提下对其材料进行分析和发表。因此，为了对来访者的隐私和身份进行保护，这些小故事和记录都经过了修改。为了便于理解，我也进行了一些编辑，以使其能够描绘出我想阐明的要点。

在此，我想介绍一个治疗过程中的简短对话片段，旨在说明来访者触及核心痛苦情绪的时刻，也是治疗师深受触动的时刻。这要求治疗师非常积极地传达一种慈悲，并针对核心痛苦和其中未满足的需求，做出言语上的共情反应。这一对话片段展示了一个令人心酸的时刻，来访者安（具体信息将在第 5 章中详细描述）诉说了她的孤独经历，她在童年时没有得到满足的对于母亲的关爱的需求。安的核心情绪痛苦涵盖了几个方面，其中一个主要的问题是被她的母亲忽视的经历（她的母亲很早就去世了），这给安留下了深刻的孤独感和无助感。这段对话来自早期的一次治疗，在与母亲的"空椅对话"中，安第一次在治疗中以一种非常情绪化的方式触及这种孤独和被抛弃的核心痛苦。治疗师提供了关爱的陪伴，希望打破安的孤立性存在。治疗师努力维持着旨在调节痛苦的对话，以帮助安触及痛苦。

在这段对话的开头，安将她的童年与她自己孩子的童年进行了比较。[①]

安：但从我孩子的成长过程中，我知道，我们应该有这样的童年，但我们没有。（哽咽）

治疗师：**我把它给了我的孩子。**[②]

安：我把它给了我的孩子。（声音因情绪激动而紧张，话语几乎听不见）

治疗师：是的。

安：你应该给我这样的童年。（几乎是耳语，哭泣着）

（这是她对想象中坐在空椅子上的妈妈说的。安正在进行空椅对话，对空椅对话的详细描述见本书第 6 章；Greenberg et al.，1993；Elliott et al.，2004）

治疗师：这里面有痛苦，还有愤怒，是吗？它是痛苦的，想到童年缺少了关爱。（治疗师正在命名这一经历，并通过强调缺少什么东西来指出未满足的需求）

安：我的孩子们不会知道你让我们经历了什么。（哭泣）我们有时会告诉他们（抽鼻子），但他们一笑而过，因为他们从未经历过，

---

① 安的部分对话摘自《见证来访者在心理治疗中的情绪变化：一个 EFT 治疗师提供治疗的经验》（*Witnessing client's emotional change in psychotherapy:An emotion-focused therapists experience of providing therapy*）。资料来源：Timulak，L. *Journal of Clinical Psychology*，70，741-752. © 2014 John Wiley & Sons doi：10.1002/jclp.22109
② 如无特别说明，下文均用加粗楷体表示治疗师代表来访者说的话。——译者注

　　　　　　也永远不会。

治疗师：**是的，但这对我来说不好笑。**

　　安：对我来说这从来都不好笑。

治疗师：是的，是的……这充满了痛苦。**我现在能感觉到这里的痛苦，我可以和它在一起。是的……所以我需要你，你需要从她那里得到什么？**（治疗师试图帮助来访者向妈妈表达未满足的需求）

　　安：（吸气）不是道歉，而是一个解释。（声音因情绪而崩溃）当我们还是孩子的时候，我需要一个妈妈。（含泪）

治疗师：是的，是的。

　　安：我当时并不知道。因为我认为没有你，生活会更好。

治疗师：是的。

　　安：确实如此。上帝原谅我这么说，但确实如此。

治疗师：是的，是的……这就是它的感觉。**我只是希望你不在那儿，这样我就能平静下来，或者是其他类似的感觉，对吗？**

　　安：是的（哭泣），但我仍然没有从她那里感受到平静。

治疗师：**但我知道我需要真正的妈妈，对吗？需要你像一个妈妈一样在那里。**

　　安：是的，而且我没有人可以求助。（饱含眼泪）

治疗师：**所以那里没有人帮我，是吗？**

　　安：没有。（哭泣）

治疗师：只是痛苦。

　　安：像这样的事情，例如，当我的孩子生病的时候，我知道我有

（丈夫），我知道他在那里，他为我做了我需要他做的一切。但我希望我自己的妈妈也在那里。（抽泣）只是去和妈妈说"我需要喝杯茶，想要你坐下来跟我谈谈"，她就会帮着我处理问题，而不是让我自己去处理它。但我只能继续靠自己。

治疗师：是的。

安：但如果有她在就好了。

治疗师：是的，**我需要你在那里。**

安：是的。（哭泣）

治疗师：**我只能靠自己来处理这一切。**

安：还不只是那样。就是一个女孩总会时不时地需要妈妈。

治疗师：是的。**只是需要你在。**

安：男孩可能不需要妈妈。但每当这个时候，一个女孩确实需要她的妈妈。（哭得很厉害）

治疗师：是的。**每个女孩都需要妈妈，我也需要。在我的生活中，我是如此需要你。**（治疗师积极地代表来访者发声）

安：我是这样的。（哭泣）只是现在我自己的孩子长大了。我意识到，因为我在他们身边，他们知道我在，他们也知道我一直会在……这很烦人，她不在我们身边，也不在我身边，这很伤人。她本可以在那里陪伴我们，我不知道。

治疗师：**是的，你不在我身边。**

安：她不在我身边。

治疗师：是的。**你不在我身边。**是啊，这真是太让人痛苦了。这是一种太大的失去，是吗？在我的生活中，我有一种只能靠我自己的感觉。

安：（点头）是的。即使我有（丈夫），我有孩子，我仍然感到孤独。我很想走到他们面前，说我要去找我的妈妈。（哭泣）

治疗师：**每个女孩都需要妈妈，我需要妈妈，我需要。**

安：是的。（抽泣）

　　这段让人有些心酸的对话展示了 EFT 治疗师是如何充满共情地跟随安，同时引导安走向痛苦经历的核心，以及他是如何陪伴安的痛苦并以适当的语言将其表达出来的。他还关注痛苦经历中未满足的需求（来访者缺少一个关心她的母亲）。治疗师是关怀的、有慈悲心的，积极表达共情理解的，但同时也在唤醒安的经验的各个方面。治疗师在这段对话中被感动了，从治疗过程中也可以看到来访者是多么脆弱，治疗师敏感地尝试从语音、语调等多方面去与之适应。治疗师还起到了一种镇静和调节的作用，因为他并不回避对来访者来说有时难以承受的经历。安（在后来的一次会谈中）自发地评论说，她有一种感觉，即治疗师能"理解她"，这种理解是她生活中的其他人都做不到的。这恰恰说明了通过上述文字所展示的工作，双方发展起来的关系纽带具有独特的力量和特质。

第 5 章

核心情绪痛苦的概念化

    个案概念化是所有心理治疗的一个决定性因素。每个治疗师都试图用特定的理论框架来理解来访者当下的问题，以便运用治疗策略来解决来访者的困难。人本主义和体验式的心理治疗方法（EFT 属于其中的一种）传统上不太重视治疗师对来访者困难的概念化。人们认为概念化阻碍了治疗师与来访者进行真实的情感交流（Rogers，1951）。根据这一传统，EFT 的发展者最初不愿意制定一个固定的概念框架来指导治疗策略；相反，最早的方法（Greenberg et al.，1993）是在 EFT 中使用治疗中的标记来确定来访者在治疗中参与的具体任务，治疗师可以通过使用特定的经验技术对这些任务做出回应。随着 EFT 的发展，一种更加复杂和多层次的个案概念化方法逐渐形成（Greenberg & Goldman，2007；Greenberg & Watson，2006；Watson，2010）。格林伯格及其同事提出的概念化方法包含八个步骤，可以理解为在整个治疗过程中需要依次遵循的八个步骤。在我写这本书时，戈德曼（Goldman）和格林伯格已经进一步完善了这八个步骤，然而，他们这本关于 EFT 个案概念化的新书还没有出版，所以我在下面描述了他们最初提出的八个步骤。

    1. **识别当前问题**。在这里，EFT 治疗师不仅要关注促使来访者寻求治疗的问题是什么，而且随着治疗过程的推进，还要以有问题的情绪基模和围绕这些基模的有问题的自我组织来重新定义、呈现问题。

2. **探索来访者围绕当前问题的叙事**。当 EFT 治疗师以共情的方式探索来访者目前的问题时，会关注来访者叙事的某些特征（Angus & Greenberg，2011）。治疗师试图在治疗过程中促进来访者的情绪体验和个人叙事之间的最佳互动。最佳互动被理解为在触及情绪体验、表达情绪体验和随后对此的反思之间取得平衡。

3. **收集过去和现在的有关身份认同和依恋经历的信息**。EFT 治疗师假设，治疗需要关注的有问题的情绪基模与当前和过去的具有发展成长意义的人际关系及个人身份认同经验相关，即有问题的情绪基模的形成和维持取决于特定的重要经验（Greenberg & Goldman，2008）。治疗师从来访者处收集相关信息，以了解其核心痛苦情绪基模的起源和维持。

4. **识别核心痛苦**。格林伯格（2002）描述 EFT 治疗师为"痛苦指南针"的遵循者。格林伯格及其同事认为，通过关注来访者所呈现的最痛苦和最悲惨的体验，治疗师几乎必然会被引导进入来访者长期持续的情绪痛苦中。这种痛苦代表着不良的情绪体验，而识别"核心痛苦"有助于推进核心的治疗进展。

5. **观察和关注来访者处理情绪的风格**。EFT 治疗师除了跟随痛苦的叙事方式外，也要从治疗的一开始就观察来访者的情绪调节程度是属于调节过度还是调节不足。例如，治疗师会评估来访者的语气语调（Rice & Kerr，1986）和情绪体验的深度（Klein，Mathieu，Gendlin & Kiesler，1969）。叙事风格也被考虑在内（Angus & Greenberg，2011）。此外，格林伯格及其同事还认为，治疗师要区分来访者体验和表达的情绪是原发的、继发的还是工具性的（Greenberg & Safran，1989），同时还要评估个体应对情绪的方式的有效性（Greenberg，Auszra & Herrmann，2007）。为了关注来访者的核心痛苦，治疗师本质上需要专注于原发情绪，尤其是原发非适应性情绪。治疗师将努力提高原发情绪的有效作用，并试图激发适应性原发情绪，以抵消和转化表现出来的原发非适应性情绪。

6. 识别个人内心世界和人际关系的主题。在治疗中，治疗师在来访者的叙事中识别特定的人际关系或内心世界主题（见步骤 3），并就此与来访者在体验中探索和工作。

7. 确定有助于选择治疗任务的信息标记。EFT 关注每时每刻的过程，利用一些治疗任务来解决来访者的主题（Elliott et al.，2004；Greenberg et al.，1993）。治疗师根据一个适当的标记，即一个特定的情绪处理问题的标志，来启动这些任务。EFT 中的任务是以研究为基础的体验式技术，可促进有问题的情绪基模的激活和随后的转化。换句话说，有问题的情绪基模是通过使用体验式技术来处理的（例如，针对与身份认同相关的自我批评的双椅对话、针对未解决的人际伤害的空椅对话等；见 Elliott et al.，2004；Greenberg et al.，1993）：首先，激活不良情绪；其次，通过产生适应性情绪反应来转化这些不良情绪。

8. 关注对话和任务中每时每刻的过程。EFT 治疗师不会在治疗的早期就设定一个议程；相反，治疗师会根据来访者在对话中不断变化的体验过程做出反应。例如，当来访者投入到一个特定的体验性任务中时，治疗师利用微观标记（如情绪唤起、声音质量、自我打断）来指导并调整特定任务及其方向。

这种传统形式的 EFT 个案概念化（Greenberg & Watson，2006；Greenberg & Gold-man，2007）提出了一个明确的框架，指导治疗师在治疗中应该注意什么。需要强调的是，虽然个案概念化能引导治疗师在治疗过程中关注来访者的体验及其表达的特定方面，但对来访者的困难的概念性理解并不优先于对来访者在治疗中的体验进行持续地实时跟踪。下面介绍的个案概念化方法也是如此。

本书提出了一个稍微不同的个案概念化方法。虽然它受到了上述学者的工作启发，但第 2 章和第 3 章中介绍的关于 EFT 处理情绪和转化情绪顺序步骤的最新研究，对其影响更多（Pascual-Leone & Greenberg，2007；Pascual-Leone，2009；Keogh et al.，2011；Timulak et al.，2012；O'Brien et al.，2012）。

当我们（都柏林圣三一学院 EFT 实验室）开始研究治疗个案的录像并追踪情绪转化的过程时，我们也注意到情绪转化模型帮助我们了解了来访者和他们的情绪转化过程。因此，我们（我和我的学生）开始建立个案概念化的框架，用于理解来访者和制定我们的治疗策略。随后，在与安东尼奥·帕斯夸尔 – 里昂的合作中，我的想法受到进一步影响，我们试图在个案概念化的基础上提出一个可能对 EFT 治疗师有用的共同观点（Timulak & Pascual-Leone，2014）。我与格林伯格在爱尔兰的多次旅行中对于来访者及其转化的性质的讨论，对我也有很大的影响。之后我和帕斯夸尔 – 里昂（2014）在最近的一篇论文中提出了概念化框架。在此，我将提供一个有关我们想法的稍微详细的版本。

基于情绪转化模型的情绪聚焦个案概念化

受帕斯夸尔 – 里昂和格林伯格（2007）的启发，我们基于在圣三一学院 EFT 实验室的工作把相关研究结果发展为一个概念框架，治疗师可以用它来理解来访者（Timulak & Pascual-Leone，2014）。这可以为治疗师的整体治疗策略提供参考。它还可以提高治疗师对来访者每时每刻的表现的敏感性。该框架假设，治疗师首先和来访者共同决定治疗的目标问题，再通过观察来访者的叙事和处理情绪的规律性，探索出核心痛苦情绪基模的自我组织，而这种自我组织就是目标问题的核心。这个暂定的概念化框架注意到潜在的核心痛苦（即传统的 EFT 语言中所说的原发非适应性情绪；见 Greenberg et al., 1993 ）、核心痛苦情绪中未满足的需求、引发痛苦的人际关系和情境、来访者在这些情境中的自我对待，以及这种自我对待引发痛苦的方式。该框架还捕捉到来访者因无法处理潜在痛苦而崩溃的全面痛苦，以及由对情绪痛苦的恐惧驱动的行为回避和情绪打断策略［见图 5–1 的上半部分——直到"需求"那里（有兴趣的读者还可以参考图 5–2，它是图 5–1 的变体，从概念上清楚地概述了其与帕斯夸尔 – 里昂和格林伯格早期工作的相似性，但在本书的其余部分，我将只引用图 5–1）］。这个概念框架可以引导治疗师促进新的自我组织生成（如慈悲和保护性愤怒），这些自我组织的存在改变了核心痛苦，并对未满足的需求做出回应（见图 5–1 下半部分，从需求到释怀和赋能的转化）。

正如已经强调的那样，任何个案概念化框架都必须被看作是假设性的和试探性的，不应凌驾于治疗师在治疗过程中对来访者一举一动的持续观察和共情回应之上。然而，通过在临床实践和详细的个案研究（使用治疗的录像带）中观察来访者，我们发现了一些罹患情绪和焦虑障碍（以及存在人际或人格困难）的来访者的共同特征。我们用图 5–1 中的模型直观地表示来访者的核心痛苦情绪基模的动态自我组织。它既有助于我们思考个案的概念化，也有助于我们确定治疗中所需要的方向。

我们观察到，当来访者最初接受治疗时，通常会以一种痛苦的状态出现，而且这种痛苦（沿用帕斯夸尔 – 里昂和格林伯格的术语，我将其称为全面痛苦；见第 2 章和第 3 章）常常以未分化的情绪形式表现出来。

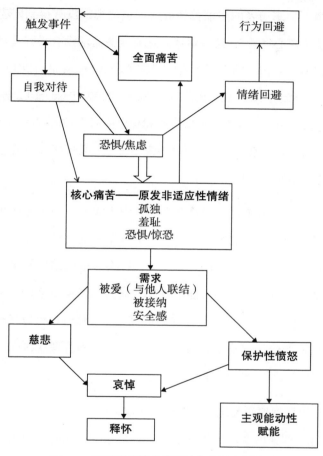

图 5-1　基于情绪转化模型的个案概念化框架

资料来源：Transforming emotion schemes in emotion focused therapy:a case study investigation. McNally，S.，Timulak，L.，Greenberg，L.S.*Person-Centered Experiential Psychotherapies,13*，128-149.©2014 reprinted by permission of the publisher Taylor & Francis doi:10.1080/14779757.2013.871573

全面痛苦的特点往往是无望和无助（有时也表现为暴怒或反应性愤怒），是对当前和过去（通常与人际关系有关）触发事件的反应。这些触发事件代表了（人际关系）

情境，在这些情境下，来访者的需求曾经或持续被忽视或没有得到回应。这就让来访者产生了痛苦情绪（核心痛苦），这些情绪意味着这些需求没有得到满足。前面提到的对抑郁障碍和焦虑障碍来访者的表现形式的研究（Crowley et al.，2013；Dillion et al.；Keogh et al.，2011；McNally et al.；Pascual-Leone，2009；Pascual-Leone & Greenberg，2007；Timulak et al.，2012）表明，抑郁障碍和焦虑障碍来访者的核心痛苦情绪是基于羞耻、孤独 / 悲伤或恐惧 / 惊恐（见第 2 章和第 3 章），这些核心痛苦情绪与未被满足的认同、亲近和安全需求相对应。

核心痛苦情绪对来访者来说是很难承受的，而事实上，来访者往往无法想象这种痛苦中所蕴含的需求能够得到满足，这进一步加剧了承受这种痛苦的困难。因此，核心痛苦情绪对来访者来说也是可怕的，来访者往往会采取情绪回避策略，以减轻这些痛苦的感觉。来访者也可能会回避可能引发这种痛苦的情境或互动（图 5-1 中的行为回避），例如，他们可能会试图回避被拒绝的情境。核心痛苦也可以反映在来访者应对困难的方式中，包括如何意识到自己的痛苦，如何理解和管理这些痛苦，是否为自己的痛苦承担责任或为自己的痛苦而自责。

现在，我们将更详细地研究这一个案概念化框架的各个环节。虽然在第 2 章和第 3 章中已经介绍了这个框架的变体，但这里的重点是这个框架将如何指导治疗师的治疗策略。

触发事件 / 感知

在来访者自述最痛苦和最困难的是什么的过程中，通常治疗师可以从中找出情绪痛苦的触发事件（见图 5-1）。治疗师会倾听诱发因素是什么，如当前或过去的人际关系状况，这些诱发因素会唤起来访者难以忍受的情绪。这些触发事件往往是重要他人的行为或感知到的行为，使来访者感到被拒绝、被排斥、被否定、被羞辱、被侵犯、恐惧等。在这种情况下，重要他人会显得具有侵犯性，排斥、责备、忽视、不认可、羞辱或苛责他人。有趣的是，在另一些情况下，这些被感知的重要他人可能会给来访者带来痛苦的原因，并不是其在某种程度上具有虐待性，而是其具有的极度脆弱性唤起了来访者的内疚感，让来访者认为自己应对其脆弱或可能感受到的痛苦负有某种责任。

　　情绪痛苦的触发事件通常是来访者生活中发生的事件（如配偶的伤害性行为）。在早期的治疗中，来访者可能会报告当前的若干触发事件，与来访者日常生活中各种困难的互动相对应。然而，随着治疗的推进，治疗师可能会注意到，在这些当前的人际交往困难（及其伴随的诱因）中，有一些特征与来访者过往经历情感伤害时的重要人际交往事件的特征类似。这些最初的伤害性互动通常发生在来访者特别脆弱的时候，如还没有完全成熟的时候（童年、青少年时期）。因此，这些伤害性的互动行为通常发生在来访者没有内部资源来处理相关痛苦、为自己挺身而出或寻求适当的外部支持的时候。以一个假设的来访者为例，他有社交焦虑，害怕被人批评，他在某些工作场合必须在听众面前发言，因此他时常感到被羞辱。这样的来访者可能在青少年时期就有经常被朋友贬低和看不起的经历。此外，在青春期之前的童年时期他可能曾被父亲贬低、羞辱或怀疑。因此，在来访者成年后，对于受到批评的情况的预期就会引起其担心、焦虑，而这种焦虑会促使来访者回避这种情况。来访者害怕被羞辱和感到羞耻，因此会努力避免引发这种情况。然而，这些避免被羞辱的努力源于一种内在的感觉，即认为自己是一个应该被羞辱的人（自我批评；见下文）。尽管来访者努力避免这些情况的发生，但往往会在其内心深处体验到一种自我定义的羞耻感；这种羞耻感是其自我的核心特质（"我本身问题很大"）。

对于来访者情绪痛苦的触发事件，治疗师应对的策略是观察这些触发事件，并将其带入来访者的意识中。治疗师观察并重视诱发因素的细微差别，这些诱发因素通常是非语言性的（例如，被人看不起）。治疗师通常通过想象的对话（典型的 EFT 任务见 Elliott et al.，2004 及第 6 章），将触发事件带到来访者的意识中，要求来访者想象他人对想象中自我的伤害。由此，他人行为中所包含的隐含信息被展开，其对来访者产生的特殊影响也被体验到，并得到进一步处理（见第 6 章）。在其他情况下，触发事件是通过使用系统的唤起性任务（Greenberg et al.，1993；Elliott et al.，2004）来获取的，在这个任务中，来访者重构令其经历令人困惑的情绪反应的情境的感知维度。在某些情况下，有问题的自我对待（例如，自我批评或自我担忧的过程）会触发情绪痛苦。自我想象的对话任务可以用来探讨这些触发事件的性质和功能（见后续章节）。由于 EFT 是一种体验式治疗，治疗师不专注于通过理论推测来发现触发事件，而是通过探索和展开来访者的知觉场（记忆中的触发事件）及唤起痛苦感受的触发事件的不同方面来识别这些触发事件。

全面痛苦 / 继发情绪

如前所述，全面痛苦（见图 5–1）是一个用来描述一种被唤起的情绪状态的概念，在这种状态下，来访者表达了一种未分化形式的情绪痛苦（Pascual-Leone & Greenberg，2007；第 2 章和第 3 章）。当来访者试图谈论自己是在什么情况下接受治疗时，通常会表现出全面痛苦，这是一种 EFT 文献中所说的以 "继发情绪" 为特征的痛苦类型（Greenberg & Safran，1989；Greenberg et al.，1993）。由于 EFT 治疗师在治疗过程中试图促进来访者接触情绪，全面痛苦往往以被唤起的形式表现出来。这种情绪状态的另一个特点是低区分度，来访者不仅难以区分其中的情绪类型，也难以区分其中的个人意义。来访者只是感觉到了痛苦，被痛苦压得喘不过气来，害怕它，想逃避它，但很少有人能够说出他们为什么会有这种感觉。

　　虽然全面痛苦的感觉很难区分，但有些情绪（和一些明显的情绪组合）出现的频率高到足以成为全面痛苦表现的特征。这些情绪通常是无望和无助的感觉，来访者通常认为自己的需求不可能得到满足（如"这永远不会改变""我就是不快乐"）。无望和无助感通常是孤独、悲伤、羞耻或恐惧的继发感受。除了无望和无助感之外，来访者还经常表现出烦躁、愤怒，以及因需求得不到满足而感到沮丧（"你怎么能这样做？我恨你"；愤怒指向造成伤害和苦恼的人）。全面痛苦通常是愤怒和悲伤的混合形式（"你为什么要伤害我"），愤怒指向对需求的违逆，而悲伤则是对实际被错过的东西的反应。患有焦虑障碍的来访者还经常表现出严重的继发性焦虑，这是对潜在的痛苦触发事件的一种预期反应。焦虑和对进一步的痛苦或惊恐发作的持续预期，几乎不可避免地会让人精疲力竭。因此，全面痛苦也会以身体耗竭的形式表现出来。

　　虽然上述的表现形式很常见，但每个来访者所表现出的痛苦都有其独特的形式。在这些表现形式中，继发的、几乎没有分化的情绪混合在一起，掩盖了原发的、核心的情绪反应。治疗师试图确认和共情来访者遭受过的痛苦，回应并传达出对它的理解。这本身就可以帮来访者舒缓、调节情绪。然而，治疗师的主要目的是尝试接触来访者痛苦情绪体验的核心，即那些指向未满足的需求的基本感受。因此，治疗师会将注意力集中在来访者体验中最痛苦的地方，集中在触发情境中最伤人的地方。治疗师还鼓励来访者关注痛苦的情绪体验，让情绪体验浮出水面，并把这种情绪体验说出来。如前所述，治疗师试图遵循"痛苦指南针"（Greenberg & Goldman，2007；Greenberg &

Watson，2006），跟随最痛苦的体验，以使来访者和治疗师都能在痛苦情绪基模的自我组织核心处触碰到潜在的痛苦情绪。

有问题的自我对待

治疗师不仅观察到来访者对触发事件的看法以及这些触发事件为其带来的痛苦，还注意到来访者在伤害性触发事件的背景下如何对待自己。人们对这些触发事件的应对方式多种多样。例如，有些人可能会让自己冷静下来，给自己打气，或者为自己而战。然而，对于大多数情绪痛苦的来访者来说，这种支持性的自我对待往往是有限的，或者是缺失的。取而代之的是一种有问题的自我对待。这是我们和其他 EFT 研究者观察到的现象（Greenberg et al.，1993），有问题的自我对待通常包括两种形式。第一种自我对待的形式，其功能似乎是试图避免痛苦的感觉（例如，情绪上的回避、自我担忧、自我恐吓等）。我将在下文中单独讨论这种形式的自我对待。第二种是各种消极的自我对待，其本质上是自我攻击性的，如自我评判、自我鄙视、自我不满，特别是自我批评（见第 2 章和第 3 章）。后一种自我批评或攻击性的自我对待似乎是有抑郁症状来访者的核心问题（Greenberg & Watson，2006），而社交焦虑的来访者也通常会出现第一种自我对待，要么是以焦虑的形式出现（例如，对即将到来的社交互动感到害怕；Elliott，2013），要么是以担忧的形式出现（Timulak & McElvaney，2012）。

治疗师也许会注意到，有问题的自我对待可以表现出多种形式。有些形式比其他形式更加表面化。例如，来访者可能会因为自己抑郁而批评自己（如"我不应该抑郁"）。然而，这种表面上的批评通常表现出一种更核心的消极自我态度（如"我有很大问题"）。通过观察案例，我们发现，有问题的自我对待在一定程度上可能来源于对重要他人的批评的内摄。然而，也有迹象表明，这可能是一种应对过程，是对童年和青少年时期被他人忽视或虐待的功能性反应。例如，经历过虐待或忽视的儿童可能会把被这样对待的原因归结为他们自己内在性格中的某些方面，而这些方面可能招致他人以这种方式对待他们（如"我应该受到拒绝、羞辱、排斥、评判""我身上的某些东西有缺陷、不可爱"，等等）。虽然这种负面的自我归因是痛苦的，但它可能为孩子提供了一些发生的理由，从而使孩子认识到自己（也可能是感觉到）对他人这些无法预测的伤害行为有了一定的控制力。它还提供了希望，因为它让孩子看到了一种可能性，那就是如果我变好了，我可以变得更值得被爱。这种自我对待的谬误是，对方并没有改变，因此孩子将继续责备自己。

因此，尝试解决这些产生问题的触发事件本身反而最终会导致来访者的痛苦，这也就不足为奇了。事实上，很多与羞耻感和孤独感相关的痛苦情绪也代表了消极的自我态度（如"我不可爱，我不值得，我很软弱"）。消极的自我对待可以让问题进一步复杂化，因为来访者可能经历过有问题的自我对待，并觉得有所获益。例如，如果来访者不断地批评自己，希望把每一件事都做得完美无缺，这样，来访者实际上会被他人称赞为完美、可靠的人。这些例子进一步证实了这样的观点，即自我攻击行为的功能往往是为了帮助来访者，例如，给来访者带来了渴望已久的赞许。

当治疗师观察到来访者有问题的自我对待时，便会寻求方法将其带入来访者的意识中，并在此过程中提出新的工作可能。通常，当自我批评过程的标记在治疗中出现时，治疗师会建议使用一个体验性的任务，即冲突分裂的双椅对话（Greenberg et al.，1993；Elliott et al.，2004），首先探索自我批评过程，然后转化它。在双椅对话中，治疗师首先引导来访者启动自我批评；然后看到这种批判对自我的影响或造成的损失；再看看有哪些需求没有得到满足，或者被这种自我批评所忽视或侵犯。接下来工作的重点是让来访者如何获得更多的自我关怀和更多的自我保护态度，以抵消这种消极的自我对待。换句话说，治疗师试图帮助来访者获得被爱和保护性愤怒的体验，以抵消羞耻和被排斥的体验（见第 6 章，特别是第 7 章）。

情绪回避和行为回避

在诱发痛苦情绪的触发事件背景下，另一种常见的消极自我对待形式是自我打断（Greenberg et al.，1993），它可以理解为对被唤起的痛苦情绪的回避过程（见图 5-1）。这种回避过程既受到实际感觉到的情绪痛苦驱动，又受到对进一步痛苦的恐惧驱动。它还可以促使个体在行为上回避一些可能带来进一步痛苦的触发事件（见图 5-1）。

情绪回避的多种形式都可以在治疗过程中表现出来：刻意麻木感情、理智化、脱离关系、改变谈话话题、利用幽默转移注意力等（O'Brien et al.，2012）。它也可以表现为诸如肌肉收紧的躯体症状，仿佛来访者在通过控制身体的反应来应对情绪上的痛苦。对于出现广泛性焦虑障碍和类似焦虑问题的来访者，情绪回避可能以担忧的形式表现出来。焦虑障碍来访者会担心可能引发情绪痛苦（例如，被责备、被批评、被拒绝、被攻击等）的触发情境。担忧通常也与行为回避交织在一起，换句话说，来访者希望通过参与或不参与某种行为，来减少直面自己害怕的触发事件的可能性。例如，来访者可能会过度顺从，以避免受到批评。或者，来访者可能会采取回避的态度，拒绝承担责任，以防止他人的评价。一个情绪回避的好例子就是惊恐障碍中普遍存在的恐高症。有惊恐障碍的来访者会回避任何曾使他们经历过恐慌的情况，也会回避这样一些情况：如果惊恐发作，他们将无法找到一个安全、私密的空间让自己平静下来，而且不被其他人发现。情绪和行为上的回避，以及驱动这种回避的潜在恐惧，都在来访者的有问题的情绪基模中扮演着重要的角色。尽管这些过程的最终动机是为了避免感觉到情绪痛苦，但这些过程最终都没有达到目的。从短期来看，来访者很少能完全远离痛苦；而从长期来看，回避会适得其反，因为这种回避实际上会降低来访者对痛苦的耐受度。此外，回避并不能让来访者产生有益的适应性情绪反应，以平衡痛苦的方式（如舒缓或保护）来处理痛苦情绪。因此，回避反而自相矛盾地造成了全面痛苦，导致疲惫和恐惧，让来访者聚焦于不成功的自我保护而感到控制力受限。

　　治疗师观察来访者的回避过程，并让来访者意识到这些过程，帮助他们看到回避过程在其问题基模和自我组织整体中的动态作用。与概念化框架中的其他部分一样，治疗师与来访者共同分享观察的结果，并在治疗过程中的对话与彼时来访者正在探索和体验的内容直接相关时，与他们就此进行讨论。

　　回避和自我打断过程也可以作为特定的体验性任务标记，效果显著的方法包括针对自我打断的双椅对话（Greenberg et al.，1993；Elliott，2004）。在这个体验任务中，来访者按指示坐在一把椅子上进行自我打断，即对另一把椅子上的想象自我做出打断者所做的事情（如"你怎么确定她没有感觉的？你倒是做出来啊"）。这样做是为了帮助把这种自我打断／回避的过程更充分地带入来访者的意识中，从而帮助来访者对他所做的事情产生自主性意识。然而，这样做也是为了表明这种自我对待对来访者的影响。在实施打断后，治疗师要求来访者坐在另一把椅子上，描述作为被打断对象的感觉（如"当你被他这样对待时，内心会怎样"）。治疗师帮助来访者感受自我打断的代价，并引导来访者将注意力集中在错过的事情上（如哪些需求没有得到满足），以唤起来访者更多的自我关怀或自我保护的态度。类似的对话也集中在自我担忧过程中（Murphy et al.，2014）。我们将在第 6 章探讨克服回避的工作细节。

预期性焦虑（恐惧）

对可能唤起痛苦情绪的触发事件的预期性焦虑（恐惧）（见图 5-1），加上对这些实际痛苦情绪的恐惧，导致个体产生情绪回避和行为回避。重要的是，治疗师要记住，这种恐惧需要与更基本的、核心的恐惧区分开来，因为后者是对某种触发情境的原发性反应，例如，当来访者被攻击时可能会经历的恐惧。这种忧虑性的恐惧的特征是焦虑，而原发性恐惧的特征是恐怖。对飞行的恐惧就是一个很好的例子。一方面，如果我害怕坐飞机，我的恐惧可以理解为对可能发生的事情的焦虑；另一方面，如果飞机真的开始坠落，那么我对自由落体的感觉会有生理上的恐惧，这种原发性恐惧就有一种恐怖的特质。而实际的坠落是可怕的、侵入性的，对我的身体整体来说是不安的。

另一个对治疗师有帮助的对两类恐惧的区别是，我们要明白，忐忑不安的恐惧（焦虑）实际上是对触发事件及相应的潜在核心痛苦情绪的恐惧。这些核心痛苦情绪，正如我已经阐述过的，主要是基于羞耻（如"我一文不值"）、基于孤独 / 悲伤（如"没人爱我"）和基于恐惧 / 惊恐的情绪（如"我太软弱，被侵犯时不敢反抗"）。再次强调，核心痛苦中的恐惧 / 惊恐情绪需要与忧虑性的恐惧区分开来。在这种情况下，它是对恐惧（对被侵犯的核心原发反应）的害怕（忐忑不安）。

预期性焦虑（恐惧）是焦虑障碍来访者的一个决定性特征。例如，这种类型的焦虑（恐惧）是社交焦虑的主要表现特征。虽然最明显的是来访者对社交情景的恐惧，但其核心的潜在情绪是在这些情景中会被触发的羞耻感。正是这种羞耻感让来访者无法忍受而想逃避。因此，来访者害怕触发事件（如批评）和自己不舒服的羞耻感。对羞耻感的预期（被嘲笑、被否定和被羞辱）在表面上表现为焦虑不安的形式。这时，这种焦虑就会浮出水面，而羞耻感可能不被关注，事实上甚至可能会被忽略。然后，这种焦虑也会导致对社交场合的行为回避。

　　原发性恐惧与继发性恐惧（预期性焦虑）的区分，对于后续治疗策略至关重要。例如，与认知行为疗法不同，EFT 并不重点关注预期性焦虑（恐惧），而是关注潜在的羞耻感。治疗工作的重点是帮助来访者能够触及和调节这种羞耻感，能够表达出羞耻感中所蕴含的需求（如被重视、被欣赏），并最终获得自我关怀和保护性愤怒的自我组织，从而认可和回应被欣赏的需求。这样一来，我们可以假定，来访者对社会评判的恐惧感就不再那么强烈，因为来访者会对自己有一种内在的自信，并认为自己能够承受可能的批评。

　　在治疗中，治疗师要关注到预期性焦虑（恐惧），因为它可以在治疗师分享他对于来访者核心问题情绪基模的自我组织动态的理解时提供帮助。同样，在治疗过程中，当这种焦虑的情绪被激活时，治疗师也要注意在适当的时候分享这种理解。在我们的研究中，我们还观察到这种焦虑的一个重要特征（O' Brien et al., 2012；Murphy et al., 2013）。我们注意到，预期性焦虑（恐惧）被来访者视为具有保护性的功能，即预期性焦虑（恐惧）可以防止他们遭遇触发事件及其触发的痛苦感觉。然而，正如已经论证的那样，这种保护性的功能被随之而来的回避的代价所抵消，换句话说，回避阻止了健康的、灵活的情绪应对，而这种情绪应对本可以促进可怕的潜在情绪发生转化。因此，来访者被预期性焦虑（恐惧）所束缚，无法发展出强大的自我恢复力和个人能动性。

核心情绪痛苦

　　核心情绪痛苦（见图 5–1 和第 2 章）是对触发性情境或与情境相关的感知的潜在反应。例如，来访者可能会认为自己被某人羞辱了，就会产生羞耻的痛苦情绪。与未分化的全面痛苦相比，核心情绪痛苦通常是以隐秘的情绪形式出现，这些情绪很明显地提供了来访者在特定触发情境中未满足的需求的信息。虽然这些核心情绪有可能被明确和分化，但在早期的治疗过程中，核心痛苦通常被来访者的全面痛苦状态所掩盖。由于核心原发情绪是可怕的、难以承受的，因此，它们基本上埋藏在继发情绪中，如无望、无助、烦躁、痛苦、受伤、不明确的悲伤、愤怒、焦虑等。继发情绪占主导地位，代表着来访者陷入了一种无望的状态，即核心痛苦情绪中所蕴含的需求永远得不到满足。来访者的回避策略进一步加剧了全面痛苦，其功能是回避原发核心痛苦情绪。

核心情绪痛苦包含原发痛苦情绪，不能直接引发来访者的任何适应性行动（Greenberg & Safran，1987，1989）。它们通常是熟悉的、众所周知的、可怕的感受，是有问题的情绪基模自我组织的中心（Greenberg，2002，2011）。它们是一种不舒服的感觉，而来访者通常会被压得喘不过气来。来访者无法忍受它们所包含的痛苦，也无法应对和平衡这些情绪；相反，继发情绪，也就是对那些原发非适应性情绪或伴随着原发情绪认知过程的反应，就会突显出来。实际上，治疗师最初看到的是来访者情绪崩溃后的全面痛苦、继发性绝望、无助和其他形式的痛苦。来访者努力回避的情绪也可能浮现出来。各种关于情绪、创伤和焦虑障碍的 EFT 研究（Greenberg & Watson 2006；O'Brien et al.，2012；Paivio & Pascual-Leone，2010）表明，核心情绪痛苦是以羞耻、孤独 / 悲伤和恐惧 / 惊恐体验为中心的。这些都是治疗师将在来访者的陈述中听到并对其反应最敏感的情绪。

与羞耻相关的原发非适应性情绪（羞耻、内疚、尴尬、被羞辱等）可以是简单或复杂的情绪体验，促使人们产生隐藏、退缩、消失、轻生（stop existing）等行动倾向。在口头上（叙事中），它们以自我评价的形式表现出来，暗指性格上的缺陷（如"我有缺陷""我一文不值"或"我有问题"）。它们通常出现在人际关系（触发事件）的背景下，在这些情境中，来访者认为他人拒绝、评判、羞辱、欺负、贬低自己，或者反之，当来访者认为他人被自己的行为所伤害时，也会出现这种情况。由此看来，在这些情境触发因素的背景下，来访者会消极对待自己。例如，"因为我是弱者所以活该被人欺负""我是自私的"（见上文关于消极的自我对待部分）。个体体验到的羞耻感及其相关感受，指向了内在的未满足的需求，即被重视、被欣赏、被认可、被接受，等等。这些未满足的需求可能与过去的经历或现状相关。

与孤独相关的原发非适应性情绪是被孤立（isolation）、被抛弃或丧失等复杂的情感体验。这些体验所带来的典型情绪特征是悲伤。它可能是一段错过的关系，或者是失去一位关爱自己的重要他人。或者，它可能是失去亲人陪伴的失落感，如果失去的是一位无自卫能力的依赖者，如来访者自己的孩子，这种失落感就更加难以承受。来访者的口头表达（叙事）指向这种类型的体验，可以是一种对空虚感的表达，例如，"我觉得空虚、孤独、寂寞"，或者是错过了什么的失落感，例如，"我想念我的妈妈、孩子、伴侣、朋友"。诱发孤独感的情境可能是被忽视、被排斥或丧失的情况。来访者经历的悲伤可能与未满足的需求相关，如对亲近、支持、爱或联结的需求。同样，这些需求可能在来访者当下的生活中没有得到满足，或者在过去没有得到满足。

恐惧／惊恐相关的原发非适应性情绪是来访者对入侵其生理或心理世界的创伤性触发事件（如身体攻击、语言攻击、意外事故等）的反应。这些触发事件会激起来访者各种原发的、痛苦的、基于恐惧的情绪反应（如强烈的恐惧、惊恐、解离等），唤起其生理和心理上的不安，而他们对这些不安的控制可能是受限的或根本无法做到的。体验到的痛苦会引起来访者身体上显著的生理性不安，其行动倾向通常是阻止这种不安的情绪（通过逃离或对抗）。在治疗过程中，这些情绪通常是在来访者创伤性体验的记忆被激活时出现的。这类体验可以帮助我们做出推断，来访者未满足的需求是对安全和可预见性的需求，而不是消除所体验的强烈不适。

核心情绪痛苦往往是基于羞耻、孤独／悲伤、恐惧／惊恐的不同情绪的特定组合。对每一个来访者来说，其核心情绪痛苦可能包含了由特定的原发非适应性情绪形成的特定组合，也吸引了特定的消极的自我组织。这些核心痛苦情绪，以及由特定的情境和自我对待所触发的动态相互作用，都嵌入在情绪基模的结构中（可以假设体现在结构性和功能性的神经通路中），这些情绪基模的结构基于对过往发展性的和当前突出的困难经历的情绪记忆。因此，来访者当下表现出来的核心情绪痛苦，通常是对其潜在脆弱性的激活和表现，这种脆弱性来源于过去遭受的伤害和来访者当前生活中难以忍受的经历之间的动态互动。情绪痛苦的根源往往可追溯到来访者的生活早期，彼时来访者应对逆境的资源非常有限。然而，生活后期的创伤性或逆境经历也可能是形成特定情绪脆弱性的原因。此外，在许多情况下，生理和遗传倾向可能会限制来访者应对逆境的手段（关于情绪痛苦的根源的讨论见第 2 章）。

治疗师在治疗中的重点是触及和转化核心情绪痛苦（见第 6 章和第 7 章）。治疗师试图帮助来访者触及核心情绪痛苦，这也意味着治疗师试图帮助来访者不再回避他们的情绪体验。治疗师的目的是帮助来访者保持与核心情绪痛苦的联系，感受和反思他们的核心情绪痛苦，阐明其中未满足的需求，最终可以通过激活平衡的情绪体验（如慈悲、自我关怀、保护性的愤怒）来转化情绪体验，并最终能恰当应对这些情绪。在治疗中，核心情绪痛苦通常是通过设定痛苦情境来激活的，可以通过与痛苦触发者的想象对话激活痛苦，也可以通过自我对话来激活令人痛苦的自我对待。在某些情况下，核心情绪痛苦是通过积极进入想象中的痛苦情境来激活的。有时，核心情绪痛苦的体验也可以通过想象与来访者有类似痛苦经验的脆弱他人来获得（关于这类工作的细节，请见第 6 章，Greenberg et al.，1993；Elliott et al.，2004）。

通过这种体验式的工作，治疗师与来访者一起发现来访者的核心情绪痛苦。这种共同的理解、共同的概念化发展，对于来访者和治疗师在治疗任务和目标上达成良好共识是很重要的，为此，治疗师对自己的观察的分享是相当透明的。他试图以点点滴滴的方式（慢慢地、逐步地）与来访者分享观察到的情况，而不至于分散来访者的注意力，使其无法参与到实际的、以体验情绪为中心的治疗工作中。治疗师分享其不断发展的个案概念化，这种方式可以被认为类似于格林伯格（2002）所描述的"热（体验式）教学"，即治疗师反思并分享个案概念化中那些与来访者在当下治疗过程中的感受有共鸣及相关的部分。

未满足的需求

对于治疗师而言，理解为何有些情绪体验令人特别痛苦，其中非常重要的一点是要意识到，这些痛苦的情绪体验显示出来访者在某些困难情境中的需求没有得到满足（见图 5-1 和第 2 章、第 3 章的讨论）。在来访者的生活经验中，与其互动的环境没有充分回应这些需求，这一事实是来访者经历难以忍受的痛苦的根本原因，而这又会反过来导致来访者产生放弃感（全面痛苦、继发的无望无助，再到抑郁）或对进一步痛苦的担忧（情绪回避以及焦虑）。关注来访者未满足的需求是个案概念化和随之而来的转化性治疗策略的核心内容，因为在治疗中只有对未满足的需求做出情绪上的回应，才能带来情绪上的转化。

研究来访者在情绪聚焦治疗过程中表现出来的痛苦情绪（例如，关于抑郁、焦虑和创伤的研究；Greenberg & Watson，2006；O'Brien et al.，2012；Paivio & Pascual-Leone，2010），可以提供一些关于哪些需求没有得到满足的信息。对于这些未满足的需求，我们可以通过仔细观察来访者痛苦的核心原发非适应性情绪来辨别。每一种需求都与一种原发痛苦情绪密切相关。因此，在与羞耻相关的情绪中，未满足的需求包括被重视、被看见、被接受、被欣赏、被尊重、被承认、被认可或被证明等。在与孤独相关的情绪中，未满足的需求包括被爱、被接近、被联结、被拥抱、被关怀、被包容等，也包含去爱、去联结、去接近和去关心他人的需求。最后，在与原发恐惧相关的情绪中，未满足的需求包括对保护的需求、对安全的需求和对控制的需求。

治疗师应聚焦于提炼出这些未满足的需求。未满足的需求不能通过智性上的练习或探索被触及。只有当来访者完全感到核心原发痛苦情绪时，才能触及这些需求。当来访者感到被拒绝、被抛弃或被吓到时，治疗师会在这种强烈的痛苦时刻促使来访者认清自己最缺乏的是什么（或最需要什么），来访者就能触及这个最缺乏（或需要）的东西——未满足的需求。来访者对未满足的需求的表达通常发生在情绪高涨和脆弱时刻。这种表达是情绪转化的核心。在转化中，适应性的体验可以对这些未满足的需求产生情绪回应（包括在治疗过程之中和治疗之外）。我们将在第 6 章和第 7 章中重点讨论这个问题。

个案示例

这里介绍的个案是提姆拉克和帕斯夸尔－里昂（2014）的论文中介绍的案例的扩展版本。来访者安是一名 50 岁出头的女性，有广泛性焦虑、自我批评和情绪低落的表现。为了保证来访者的匿名性，我对她的一些事实进行了修改。我还加入了其他有类似经历的来访者的一些事例，因此，这个案例可以看作一个综合的示例。视觉化的个案概念化信息如图 5–2 所示（第 6 章和第 7 章也会提到）。

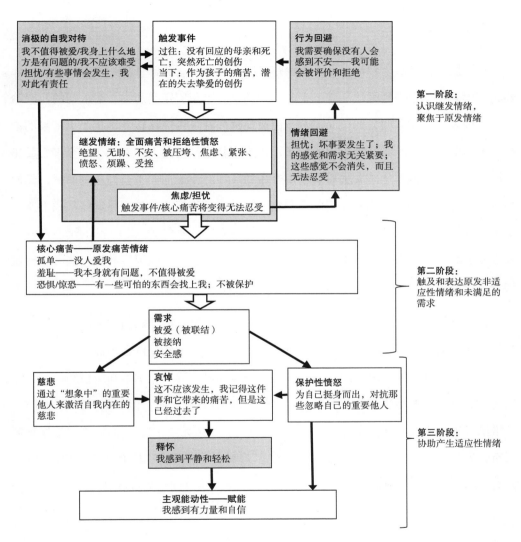

图 5-2　个案概念化框架的一种变体

资料来源：New developments for case conceptualization in emotion-focused therapy. Timulak,L., Pascual-Leone, A. *Clinical Psychology Psychotherapy*.Advanced online publication.©2014 John Wiley and Sons. doi::10.1002/cpp.1922

全面痛苦

安被她的全科医生转诊来做心理治疗，因为她的情绪非常低落。她对使用抗抑郁药物不感兴趣，但当她无法平静下来时，她偶尔会服用安定类药物。在最初的几次治疗中，她表现出非常明显的全面痛苦，使治疗师怀疑是否应该转介她接受更密集的治疗。她不断地担心，尤其担心她的孩子，也担心其他亲近的人。例如，她会担心成年后的孩子们如果没有她陪着去看病会不会犯错（如"我怕他们不会说正确的话，他们不会提出正确的问题，然后他们就会犯错"）。她也睡不好觉（如"感觉如果我上床睡觉了，我就不是一个负责任的人，而我不能做一个不负责任的人"）。她的忧虑常常让她去保护和关照他人，以防止他人有什么不好的事情发生。她很容易为一些必须要做的事情而焦躁不安。这种过度的承担让她精疲力竭。

安也很担心自己的身体健康和心理健康，她的母亲有精神疾病、抑郁障碍和酗酒行为，在她只有九岁的时候，母亲突然去世了。安还有一些身体上的症状，如肩背上的紧张感和胃部的紧绷感。她对自己目前的焦虑和痛苦程度感到不知所措和困惑，并描述了这种痛苦对她生活的重大影响："有时我只想大喊大叫，但是我不知道为什么。当事情发生在我身上时，我或多或少都会被吓到，只是无法应对。"她表现出情绪高度亢奋，容易生气，经常哭闹。她表达了很多无望，并表示看不出有什么可以帮到她。她对自己也很消极，把困难归咎于自己（详见下文关于有问题的自我对待的部分）。

触发事件

安目前的触发情境主要是与健康相关的（例如，影响她儿子健康的潜在问题；她

自己的健康问题等），以及她目睹了与她亲近的其他人（如大家庭的成员）遭受痛苦的
情况。对那些令人痛心的记忆的探索表明，目前这些触发因素都深深地嵌入到了她过
去受到伤害的生活经历中。小时候，安经历了很多来自母亲的忽视，不被爱的感觉对
她来说很熟悉（"她不爱我"）。因此，她很容易识别出被妈妈冷漠对待的孩子的被遗弃
感（"因为我知道那种感觉很痛苦，因为我知道那是什么感觉，我知道离开妈妈的成长
是什么感觉，那真的不好受"）。安转述了一些让她觉得很丢脸的小事，例如，她谈到
了在她生日那天，她的妈妈喝醉了，在街上摔了一跤："这么多亲戚在场，妈妈身上的
酒味……她摔了两次……这就是我的记忆……其他孩子们的妈妈不是这样的。"安不仅
体验过被忽视和被遗弃的感觉，还经常说起她的母亲虐待她。在第一次谈话中，她说：
"当我还是个孩子时，我很担心在回家看到我妈妈的时候，她的情绪如何……她会不会
发脾气，会不会发牢骚。你不知道当你从门口走进来的时候，会发生什么事情。"她总
是希望她的母亲能改过自新，"每天都希望她能改过自新，不再喝酒"，但她请求母亲
改变，母亲却反而责怪安才是导致自己酗酒的原因，安说："我让她住手，她却说这都
是我的错。"

　　尽管如此，安还是渴望与母亲有更好的关系。她感到了深深的孤独，渴望得到母
亲的爱（"我从来没感受过母爱"）。在早期治疗的一次谈话中，她承认："没有母亲的
爱和亲情……这是心里一个非常大的洞。"她对更好关系的渴望表现在她希望母亲能在
她身边："我总是反复地梦见她不见了……有一天她会回来的。"当她把自己童年时代
所缺失的东西与自己给予孩子们的东西进行比较时，她分享了这样的感悟："当我知道
这本来……本可以是我们应该拥有的东西的时候，我的心碎了。"当安年仅九岁时，母
亲突然去世，她的孤独感和爱的缺失感进一步加深（"你死了，离开了我"）。她不仅
感到受伤和震惊，还害怕类似的事情会发生在她家人身上，害怕他们突然去世，这让

她更加孤独。安经常在夜里检查她身边的人是否还有呼吸。这种恐惧一直持续到现在，她说，她担心她家庭中的任何人都会死于非命（"我会和他们一起死"）。

她母亲突然死亡造成的伤害很可能在很大程度上影响了安对亲人疾病或死亡的预期性焦虑（恐惧）。有趣的是，她说，虽然母亲去世已经 40 年了，但她几乎每天都会在脑海中与母亲进行想象中的对话。担忧主要围绕着当前其他的潜在触发事件，但似乎也都与过往发生的仍历历在目的触发事件相关。例如，安目前的忧虑和过度保护行为主要集中表现在她无法让她的孩子们经历孤独和无依无靠的情况，她也不希望自己亲近的人受到他人的伤害，得不到保护。

由治疗师引导的早期共情式访谈中，来访者分享了很多关于过去和当前触发事件相关的信息。然而，在想象的对话中（如与她的母亲及她生活中的其他亲近的人的对话，如父亲、伴侣、孩子、兄弟姐妹等），埋藏最深的痛苦事件被显现出来。这些触发事件的影响力表现在早期对话中。例如，在与母亲的空椅想象对话中，安很容易陷入未分化的不安情绪中，或者她会体验到一种高度反应性的（继发的）愤怒，从而掩盖了曾经历过的伤害。她会批评自己，因为她还在为过去的事情而心烦意乱，对母亲发火。她会感到无助，认为自己过去受到的伤害永远不会改变，而不被爱和照顾的深刻伤害永远无法得到解决。

自我对待

在困难的触发事件和它们所引发的不安中，安常常感到相当自卑和自责。她把遭受的磨难归咎于自己。她回忆说，早年间她有一种感觉，如果她的母亲这样对待她，那么一定是自己有问题。成年后，她指责自己是个闷闷不乐、软弱的人，而这些正是母亲身上具有的、她不喜欢的特质，她说她的母亲总是以受害者的身份出现。安不知怎么地有一种感觉，认为自己应该受到严厉的对待。在最初的想象对话中，她明确表示，自己不值得任何同情，而且确实很难表达任何类似于自我关怀的东西。她痛恨自己的脆弱（"我只是需要去面对"），痛恨自己希望从自我和他人那里获得更多慈悲和支持的需求（"不要再为自己发火了……这样的感觉是没有意义的"）。她也会给自己施加很大压力，对自己身边的人可能遭受的痛苦承担起了责任（"如果我没有照顾好他人，我就要负责任"）。她的工作是防止她身边的人（如孩子、父亲、丈夫）受到任何伤害。她还表现出一种倾向，如果真的出了什么问题，她会让自己感到无比内疚。她总是怀疑，如果她莫名其妙地放手了，坏事就一定会发生。然后，她就会对自己不依不饶。她严酷的自我对待程度之深在早期及后来的体验性治疗对话中表现出来（更多的内容见后面的章节）。即使面对自己的脆弱（例如，把自己作为一个小女孩的感觉表现出来）时，她也无法温和地对待自己。她严酷的自我对待明显与她描述的母亲相似。例如，当她回忆起她的母亲时，她几乎只渲染了她母亲对她惩罚性的、轻视性的、排斥性的对待。正如以下节选的对话说明的那样，当安在对待批判性自我时，对于自己的脆弱和需求，她以一种严厉的、轻视性的蔑视来回应。

安坐在"批评者的椅子"上（这是双椅对话中的一把椅子，在这把椅子上，来访者呈现出批判性自我的部分），与在另一把椅子上（"体验者的椅子"；见 Elliott et al., 2004）坐着的想象中的自我对话。

> 是的，你已经发过牢骚了。差不多得了。振作起来，用脑子想想。
> ……你就像个 48 岁的爱哭鬼……

……现在就忘了吧。就像你知道的，来吧。你……你都快 50 岁了，所以要像个 50 岁的人的样子，开始好好做人，做事吧。不要又像个 12 岁的被吓坏的小孩……

不，你，你想休息一天的权利都没有。

你很弱。

除了严厉的言语内容外，安的批判性自我也对其脆弱的自我表现出强烈的非语言性的轻蔑和排斥。

情绪和行为回避

正如一个广泛性焦虑障碍来访者常表现的那样，安的情绪回避的主要特点体现在她的担忧过程上。安说，担忧是导致她接受治疗的主要原因之一（见前面关于全面痛苦的讨论）。她觉得忧虑不断地笼罩着她，让她无法控制。在治疗过程中，安担心自己的身体和心理健康。她担心坏事会降临到她的孩子们身上（例如，他们会生病或受伤），或者降临到其他亲近的人身上（例如，他们会死）。她担心自己会"无法帮助"他们。此外，这种担心导致安产生行为回避以防止任何潜在的灾难发生。例如，她在自述中说到，尽管她的孩子们现在已经长大成人，但她还是会陪他们去看医生。这有助于防止出现令她觉得需要负责的情况，即如果在看病时出了什么问题，而她不在场无法阻止坏事发生。安特别敏感，她担心亲近的人可能会感到被忽视、得不到支持或感到孤独，换句话说，她担心亲近的人可能会经历她小时候经历的那种痛苦。她也害怕任何潜在的创伤性丧失（例如，亲近的人突然死亡），并担心这种可能性。这种担忧的过程在以下这份简短的逐字稿中得到了描述。

治疗师：我明白了。但问题是，你几乎能感到将来会发生的痛苦或困难。我的意思是说，你几乎看到了你的女儿或伴侣未来将不得不经历什么，你对他们的感受的体验是如此之深。

安：我知道……我知道……我看事情的方式是"如果我能在自己的能力范围内做一切可能的事情"……

治疗师：是的，我知道。

安：……让事情变得正确，那么如果出了问题……

治疗师：那么至少……

安：那不是我的错。

预期性焦虑（恐惧）

广泛性焦虑是安的一个显著特征。她害怕许多潜在的触发事件。她害怕有可能给她或身边的人带来痛苦的触发事件。她还担心触发事件可能会唤起痛苦的感觉，如创伤性的丧失、身体上的不适、被孤立或感到羞耻、辜负他人或表现懦弱。对于起源较早的触发事件，她也有焦虑感。她害怕想起关于母亲的记忆，因为她觉得这些记忆太令人不安。然而，她不仅对这些令人不安的记忆本身感到恐惧，而且对于自己面对这些记忆可能产生的情绪反应也感到恐惧。

她预感到孤独、羞耻和恐惧的感觉，并报告她对这些感觉感到恐惧，这是一种她无法承受的感觉。这主要表现在安说她害怕自己最后会像她的母亲一样（例如，极度不快乐和抑郁），也表现在她害怕向她想象中的母亲表达愤怒。这样做会让她感到不安，这会唤起并进一步证实她无颜面对一生怀念的母亲，因为她对她的母亲如此愤怒，她觉得自己是个"坏孩子"，并因此羞耻。

这种继发的、预期性焦虑（有别于当她不回避触发事件时所能感受到的原发性恐惧）明显地加剧了安的情绪和行为回避。然而，尽管她努力通过回避潜在的危险情境及其触发的感觉来减少这种焦虑，但她的焦虑仍是不可避免的。它不断冒出来，成为安体验到的全面痛苦的一部分（"我料到会乱成一团，我的头都要掉了"）。

核心情绪痛苦

孤独

这是安的基本的原发核心痛苦，它围绕着孤独感、羞耻感和恐惧感。她经常感到深刻的孤独感。她说，她感到非常孤独，特别是在她生命中的重要成长阶段（例如，当她还是个小姑娘时，或当她的孩子出生时，她特别渴望有来自母亲的女性支持和帮助）。例如，在第三次治疗中，当安探讨她看到邻居家的孩子没有母亲时感到的不安时，她变得非常情绪化，在想象的对话中，她哭着说："我知道没有妈妈的成长是什么感觉。而且，这并不是很好。这是不对的。"安进一步表示，她希望自己的孩子们能见到她的母亲。"我想，我总是说，当我的孩子们出生时，我很希望他们能见到我的妈妈。"她还说，她是多么想念母亲的支持，"帮我照顾他们（孩子们），指导我，帮我教育他们"。以下对话说明了安对母亲的思念程度之深（第 4 章也使用了部分逐字稿）。

> 安：像这样的事情，例如，当我的孩子生病的时候，我知道我有（丈夫），我知道他在那里，他为我做了我需要他做的一切。但我希望我自己的妈妈也在那里。（抽泣）只是去和妈妈说"我需要喝杯茶，想要你坐下来跟我谈谈，试着帮我处理一下"……
>
> …………
>
> 安：男孩们可能不需要妈妈。但女孩总会需要她的妈妈。（大哭）
>
> 安：（大哭）而现在我自己的孩子们都长大了。我意识到，因为我在他们身边，他们知道我在，他们知道我永远都会在……她没有在我们身边，也没有在我身边，这让我很伤心。
>
> …………
>
> 安：（点头）是的。即使我有（丈夫），我有孩子，我还是会感到寂寞……（哭）

安面对淹没性的孤独感的脆弱也表现在她对年迈父亲（她与父亲的关系一直很好）的死亡恐惧上。在一次与父亲的想象对话中，她报告，即使他只是去度假，她也会深深地想念他。

安：没有人走近起居室。窗帘都没拉开。

治疗师：是啊。

安：没人开灯。

治疗师：是的。

安：所以那儿就只是个客厅了。

治疗师：是啊。

安：因为你不在那里。

治疗师：是的。

安：然后我在等你起床，你却不起床。然后我不得不提醒自己，你在度假。

治疗师：嗯。

安：上次你离开的时候也是这样。

治疗师：嗯。所以，这是巨大的空虚。是吗？巨大的。

安：是的。

治疗师：几乎是丧失的感觉或像有个无底洞在你的身体里，是吗？

安：……就像有人把他带到了别的地方。然后有一半的时候我会说"我爸爸在哪里"，然后我就会忘记他在哪里。

…………

治疗师：是的。"你就是我的一切，弥补了我在妈妈身上没有得到的"，是吗？我从她那里没有得到的，但我从你这里得到了一切。

安的孤独感与她被压得喘不过气、受到侵犯却无法应对的感觉密切相关。事实上，缺乏支持是她个人史中一直存在的议题。她年轻时就结了婚并生了孩子。从上面的逐字稿中可以看出，她觉得自己无依无靠，被照顾孩子的责任压得喘不过气来，为了防止孩子们受到伤害，她焦急地努力着，心力交瘁。

羞耻感

安的核心情绪痛苦的另一个明显特征是羞耻感。她自述在很小的时候就有一种感觉，即认为缺少母爱是她自己的责任。这种感觉一直持续到她成年后的生活中（"我总觉得自己做错了什么事"）。安的母亲在这种感觉中起了推波助澜的作用，她不仅责备安，而且还指责安的不安情绪。在一次假想的对话中，安告诉她母亲："你总是让我觉得自己一文不值。"安很可能把母亲的行为归咎于小时候的自己，因为这让她在这种毫无希望的情况下有了某种控制感（"如果我再好一点，她可能会爱我"）。不幸的是，即使是这样，她也没有得到所期望的母亲的回应。

安的羞耻感还与被忽视的窘境相关（如上学时没有干净的衣服），也与母亲的酗酒和情绪不稳定相关。她记得她的母亲在公共场所摔倒时，在很多认识她的人的见证下，她的母亲是如何造成尴尬的："身上的酒味……摔了两跤……这是我最早的记忆……其他孩子的母亲不是这样的。"安也谈到了她小时候希望她的母亲能有所改变："每天都希望她能不再喝酒。"然而，安也经常受到母亲的批评，每当她对母亲的酗酒行为表示不满，并要求母亲戒酒时，她都会被母亲批评。在这些情况下，安的母亲会把自己的酗酒行为归咎于安，这不可避免地在年幼的她的心中埋下了自我怀疑的种子 ["（你）确定这都是我的错"]。

安的羞耻感也表现在她对孩子的责任感上。她对一切事情的责任感是由一种预期性焦虑驱使的，即她会因为任何事情出了问题而受到指责（在他人和她自己的眼中）。因此，她试图避免那种熟悉的感觉，即她有问题，确保她不会让他人失望，确保她身边的人不会受到伤害。

恐惧 / 惊恐

安的核心痛苦中的原发性恐惧（而预期性焦虑是核心痛苦的表层情绪）与她无法避免可怕的、侵入性情境的经历相关，例如，她的亲属死亡或遭受痛苦。这些原发的恐惧经历与羞耻感及深刻的无依无靠的孤独感混合在一起。这种恐惧的根源很可能来自其伤害性的经历，如她母亲侵入性的和让她觉得自己毫无价值的批评。安的回忆有力地说明了她母亲的打击所造成的影响："当我还是个孩子的时候，我很担心回家看到我母亲时她的情绪……她会不会发脾气，会不会发牢骚。你不知道当你从门口走进去的时候会发生什么事，十有八九会是愤怒。"

安的母亲突然去世，这使无法预料的可怕事件会随时发生的感觉更加严重。这是一种难以忍受的创伤。在安 50 多岁时，这种淹没性的感觉继续影响着她，让她对自己的孩子或其他与她亲近的人可能经历类似的事情充满了恐惧。死亡的经历是如此反常，以至于让她感到恐惧，并带来了身体上的痛苦。这种对死亡的恐惧与目睹身边人遭受痛苦的恐惧相结合，她自己（过度）认同并能感受到他人的这种痛苦。此外，对安来说，亲近的人死亡可能会导致她感到孤独和想念其他亲人。安的原发性恐惧的另一个方面是她害怕失去控制，这种恐惧来自她看到母亲住院的经历。当她心烦意乱的时候，她会感到无法控制和恐惧；因此，她的恐惧使她无法忍受痛苦和不安的感觉，这是可以理解的。

综上所述，我们可以看出，安核心痛苦中的悲伤 / 孤独、羞耻和恐惧 / 惊恐交织在一起。安对其经历的一位亲密他人的死亡感到不安，进而感到恐惧。这种丧失加深了她的孤独感，使她害怕自己会陷入孤独，没有人来支持和保护她。在这样的创伤中，她也容易产生羞耻感和内疚感，这种感觉来自她认为自己在某种程度上没有保护好对方，从而使对方感到失望。然而，安也可以相对独立地感受到其核心痛苦的三个方面（孤独、羞耻、恐惧 / 惊恐）。深刻的孤独感始终存在于她的身上。当一些不好的事情（如死亡）发生时，她可以很明显地感到恐惧。而她那种"自己是有问题的"的羞耻感是一直存在的。另外，这些脆弱情感之间的相互联系也是显而易见的。例如，安的不被爱的感觉（被遗弃 / 孤独），与被拒绝、羞耻和被羞辱的感觉紧密相连，并与一种随之而来的她自觉应得到这种对待的感觉密切相关。

孤独 / 悲伤、羞耻、恐惧 / 惊恐等情绪的特定组合存在于安痛苦的情绪基模自我组织中。这些情绪基模显然起源于安的个人史，但它们很容易被各种触发事件激活，这些触发事件（也许是通过与最初的痛苦的触发事件的相似特征）在安当前的生活中唤起了其孤独、羞耻或恐惧的感觉。

未满足的需求

当安能够触及自己的核心痛苦情绪时，她也能在治疗师的帮助下，表达出未满足的需求。这发生在后期的治疗中。在痛苦情绪的背景下，需求有望得到最有效的触及，因为这些痛苦情绪没有被回避，而是在治疗过程中得到实实在在的体验。安花了相当长一段时间，才培养出了与自己情绪相处的能力，而不再回避。同时，她在表达和接受自己在脆弱体验中表明的需求方面，仍有很大的困难。她最初的倾向是严厉和轻蔑地判断任何需求都是自私的。然而，随着治疗的进展，她最终能够在与她想象中的母亲、孩子、父亲和丈夫的心灵对话中，表达她最需要的是什么，她在过去或现在所缺少的是什么，以及她仍然渴望的是什么。

安在孤独体验中所蕴含的未满足的需求在想象对话中表现出来，她表达了对与母亲亲近、爱和关怀的渴望。在治疗的时候，安仍然需要来自父亲、丈夫和孩子们的这种亲近、爱和关怀，因为她经常在他们面前感到孤独。我们可以从以下这段早期治疗的逐字稿中看到安的第一次需求表达，在这段逐字稿中，安以一种令人心碎的情感，表达了她对母亲的思念和需要（更完整的版本见第 4 章）。

安：但如果有她在就好了。

治疗师：是的，**我需要你在那里。**

安：是的。（哭泣）

治疗师：**我只能靠自己来处理这一切。**

安：还不只是那样。就是一个女孩总会时不时地需要妈妈。

关于她的羞耻体验，她需要听到的是，她没有错，她应该得到认同和承认。这种需求的表达在安与母亲的想象对话中是有限的；然而，更重要的是，在与自己内心批评者的想象对话中，安清楚地表达了她需要从批评中挣脱出来，需要更多的自由来做自己，并有权对此感到舒适。以下是这样的对话的一个示例。

安：（在她自己的体验者的椅子上，向批评者表达她的观点）是的。
　　与其……与其让我精疲力竭，还不如让我抱怨一下。（即使是在
　　体验者的椅子上，她仍然对自己相当严苛，因为她认为自己不
　　是在痛苦中，而是在抱怨）
　　…………

治疗师：是的，就像"我需要一个空间"，是吗？

安：是的，我需要一个空间。
　　…………

治疗师："我需要你给我一个空间"，是吗？"我需要你给我一个空间，
　　　　然后我就会振作起来，我需要你的支持"，还是什么？

安：告诉我另一种方法……

对于其原发性的恐惧，安能够说出她对安全和保护的需要。她表示，她需要得到他人的关心和保护。她还表示，她需要有力量去面对令人沮丧和恐惧的情况。她希望自己不要总是担心、逃避、躲避或只是熬过去。她非常需要感到自由和强大，并希望身边有她所需要的支持，让这种自由和强大成为可能。在这里，对安全的需求有了一个深刻的表达。以下对话片段来自安坐在一把椅子上以年轻的、脆弱的自己的视角与另一把椅子上提供关怀和安慰的成年的自己之间的想象对话。交流开始时，安以小女孩的身份说话，随后是另一把椅子上的成年的自己传达出保护性的关怀。

安：（扮演自己是小女孩的状态，与坐在另一把椅子上的现在的自己对话）我早晚还是得回到那种（被母亲攻击的）疯狂状态。

治疗师：嗯。

安：我还会倒退回去。

治疗师：嗯。"我不能永远待在这个阶段"，是吗？

…………

治疗师："所以我需要……"你需要她做什么？需要那个成年的安做什么？就是你在这里看到的。"我需要你……"需要什么呢？"去理解……到底有多难"，对吗？

安：可能需要理解。是的。让它消失。（让那种把她逼疯的情况消失）

治疗师：好的。

安：让它不再发生……当我……当你说话的时候……当……当我还是个孩子的时候，我希望人们能够好好听我说话。

我们从案例中可以看出，核心痛苦情绪和蕴含在其中的需求总是相互接近的。同样，这个案例概念化框架中强调的不同过程也是相互接近的。触发事件唤起了核心痛苦，这种脆弱的情绪是建立在过去的创伤和难以忍受的经历之上的。由于触发事件带来了无法应对的痛苦情绪，来访者就会陷入全面痛苦。尽管深陷全面痛苦中，来访者也在努力尝试处理核心的痛苦感觉，但这些努力往往会导致这样的后果：应对策略（自我对待）实际上阻碍了核心痛苦感觉的应对（自我批评、情绪回避）。因此，潜在的核心痛苦不但没有得到处理，反而掩盖了这些感受中所蕴含的未满足的需求。所有这些过程虽然在这里被我们拆分出来进行分析，但在当时是迅速发生的，来访者也是将整个过程作为一个整体来体验的。治疗师放慢了这个过程，解构了来访者情绪基模运作的过程，同时仍然帮助来访者感受整体体验的不同方面，并对其进行反思。这个过程如何实现情绪转化，我将在接下来的两章中说明，以下两章的重点是如何处理和转化情绪痛苦。

第6章

治疗策略：触及核心情绪痛苦

　　第5章介绍的个案概念化方法为治疗师的治疗策略提供了参考。传统的 EFT 治疗策略是提供一种共情的治疗方向，促进来访者探索有问题的体验，并等待特定的对话标记出现，如未竟事宜或严厉的自我批评。然后，治疗师通过启动特定的、有研究依据的治疗任务来回应这些标记，如针对未竟事宜的空椅对话任务或针对冲突分裂的双椅对话任务（Greenberg et al., 1993；Elliott et al., 2004）。从这个传统的角度来看，这些体验性任务被认为是解决（转化）问题情绪机制的决定性因素（Elliott et al., 2013；Greenberg，2010）。这些体验性任务的重要作用在下文中将得到确认。然而，下面的讨论并非将这些任务视为适当标记出现时进行的独立任务，而是将其作为关键的治疗干预措施，可以在更广泛的治疗过程中使用（即在前面的章节中已经提出的概念框架）。从本书提出的观点来看，EFT 书籍中描述的体验性任务，如《促进情绪变化》（*Facilitating Emotional Change*，Greenberg et al., 1993）或《学习情绪聚焦疗法》（*Learning Emotion-Focused Therapy*，Elliott et al., 2004）中提到的任务，可以被视为一种素材，治疗师在遵循一系列关键的治疗目标和原则的同时，可创造性地予以使用。这些原则和目标将在接下来的章节中一一描述。

　　治疗师从自己的概念出发，使用特定的任务，并不意味着治疗师决定了来访者应该有什么感觉。治疗师的策略牢牢扎根于以来访者为中心的合作关系。它不断指向来访者的情绪体验和来访者在那一刻的需求。因此，下面介绍的情绪基模转化框架应该被看作一个提供指导原则的框架，但不应该被僵化地遵守。它被认为是一个可以灵活遵循的东西，在这样的工作方式下，治疗师就不会忽视治疗关系和纽带的质量，以及来访者在治疗中任何时刻的需求或整体治疗目标。

　　治疗师的高阶治疗策略基于这样一种认识：特定的有问题的自我组织植根于特定的有问题的情绪基模中，而且需要被转化。核心痛苦情绪（羞耻、孤独、恐惧或惊恐）需要被触及；这些痛苦情绪中的未满足的需求必须被阐明，必须从以慈悲和保护性愤怒为特征的自我组织中得到情感上的回应。在这个框架内，对特定标记和任务的关注（在 EFT 中得到了很好的发展，Elliott et al.，2004）成为一种低阶策略，可被灵活使用，从而促进来访者以健康的方式应对未加工的痛苦，以及围绕该痛苦的情绪基模的重组。在这个概念中，治疗的总体目标不是解决有问题的情绪体验或任务（如 EFT 中的传统概念；Elliott et al.，2004），而是转化情绪体验、情绪基模和自我组织。情绪转化的特点是增加情绪的灵活性和韧性（Pascual-Leone，2009），而不是解决某个特定状态的任务（Greenberg et al.，1993）。

　　本章将聚焦于可供治疗师当作概念地图的工作步骤，通过这些步骤引导他们了解在治疗中需要发生什么以增加成功的可能性。这里的步骤是按顺序介绍的；然而，不应该认为它们总会以线性顺序出现。虽然进展良好的治疗多半是按照这里介绍的顺序发展，但是在单次治疗或多次治疗中，也经常会出现向后退的情况（关于在成功的情绪转化中，"向前两步，向后一步"的进展性质，见 Pascual-Leone & Greenberg，2007）。这里介绍的步骤通常会在治疗中反复出现。然而，在成功的治疗案例中可以看到，与早期的治疗相比，来访者在后期的治疗中更容易通过这一系列步骤（例如，从痛苦情绪到更多的治愈性和扩展性体验）取得进展。换句话说，随着治疗的进展，来访者的情绪灵活性和韧性将越来越强（Pascual-Leone，2009）。

触及核心情绪痛苦

一般来说，来访者最初在治疗中会表现出一种全面痛苦的状态，主要特征为无望、无助、广泛的不安、易怒或拒绝性愤怒（例如，"我不快乐，我只感到一片黑暗，没有什么能带来快乐"）。这种全面痛苦的呈现也往往伴随着各种回避策略，治疗师可以将其概念化为来访者调节情绪痛苦的尝试。EFT 治疗师以共情的关怀来回应这种痛苦，聚焦于来访者的情绪体验。如果来访者被全面痛苦所淹没，以至于其实际上不能投入情绪体验的自我探索，那么治疗师会对来访者在那个特定时刻的情况做出回应。例如，治疗师会专注于帮助来访者调节其情绪，旨在帮助来访者培养出适当的能力以容纳而非逃避自己的痛苦。

EFT 发展出的一项最初任务是处理情绪上不堪重负的体验。这个任务被称为"清理空间"（Elliot et al.，2004），是基于尤金·简德林（Eugene Gendlin）的聚焦工作发展而来的（Gendlin，1996）。在这项任务中，治疗师首先帮助来访者识别身体中感到痛苦的地方，再指导来访者命名痛苦的感觉体验，并想象把这种感觉体验移走，放在一个舒适的距离之外；然后指导来访者检查其内心和现在的感觉；如果来访者仍然过于痛苦，就重复这个过程，直到达到足够放松的程度让来访者能够暂时从痛苦中脱离，或能够继续进一步的治疗工作。我们将在第 8 章中继续讨论这项任务，在那里，我将讨论如何处理治疗过程中可能出现的各种困难。

一旦来访者学会有效调节其情绪痛苦，治疗师的下一个目标就是触及来访者潜在的核心痛苦情绪。治疗师认真倾听，并关注来访者痛苦的核心所在。治疗师在重点探索和唤起情绪体验的同时，也要兼顾共情的理解，即意识到来访者所感受的痛苦的影响，以及它给来访者带来的困难。治疗师必须承认，自我探索痛苦情绪并与一个完全陌生的人分享脆弱是一项具有挑战性和令人焦虑的活动。治疗师将带着这种认识，做好为来访者随时提供支持的准备，对来访者在自我探索过程中最痛苦的方面保持一种探询的聚焦。治疗师可以简单地问一些问题，例如，"最困难的事情是什么？什么是最痛苦的？"或者更详细地，他可能会询问："如果你和这些眼泪待在一起，如果它们会说话，它们会说什么？"（Greenberg，2007）同样，这样的问题与传达共情和理解的叙述相互交织，让治疗师保持温暖的治疗氛围来支持整个过程。尽管治疗师尽力帮助来访者厘清他们经历的痛苦，但来访者往往很难完全知道他们痛苦的核心是什么。在通常情况下，来访者长期遭受痛苦，可能已经痛苦到只能意识到他们生活中的继发痛苦。因此，在早期的治疗过程中，我们经常看到如下的交流。

> 治疗师：好的。所以（你在说）你感到这种紧张……如果你释放这种紧
> 张，会发生什么？会发生什么坏事？"我会一直哭下去"还是
> "我不知道……"
> 来访者：我真的不知道会发生什么。我，我一直感觉很受伤。（哭泣）
> 治疗师：好的。好。**只是觉得我很不开心……**

如前所述，治疗师必须平衡两个任务。一方面，治疗师会共情式地承认并认同来访者的痛苦；另一方面，治疗师会触及潜在的、不易接近的原发性痛苦，来实现处理未分化痛苦的第一步。治疗师试图通过将来访者的意识和探索聚焦在其内心情绪体验中最难以忍受的方面，从而接近这些内在的感觉。为了接触痛苦的内在感受，治疗师还可以使用唤起语言，聚焦于来访者的内在情绪体验。治疗师还可能会聚焦于来访者个人化的或特定的叙事中与他们的困难相关的方面。在来访者描述困难情境时，治疗师会询问在特定的时刻来访者内心发生了什么。治疗师可以通过关注来访者描述的近期或过去情况中未满足的需求来推进与核心痛苦的接触。从本质上讲，治疗师会温和地聚焦于让来访者感到最痛苦和最缺乏的东西。下面的对话片段展示出治疗师对来访者内在情感世界的温和关注。

> 来访者：我没什么，你可能会比我更了解，我没什么……我过得很愉快，没有任何后顾之忧。我不知道为什么我要这样……我觉得自己不应该那样，我为这样的事情感到羞耻，因为还有人的情况比我差很多，我没有什么理由像这个样子。
>
> ·············
>
> 来访者：我想我是个很棒的女演员。
>
> 治疗师：但是在心里面……真的是……
>
> 来访者：是的，一直在和自己战斗。

在这里，治疗师会小心地将来访者的注意力转移到其内在体验上，希望这能让她将注意力集中在自己的内心感受上，并详细地加以说明。

通过唤起性展开来触及核心痛苦

在某些情况下，可以应用系统的唤起性展开（evocative unfolding）任务触及来访者的核心痛苦感受（Elliott et al., 2004；Greenberg et al., 1993；Rice & Saperia, 1984），这项任务最初是在 EFT 中发展出来的，作为在治疗中对来访者表现出令人困惑的情绪体验时的一种治疗回应。然而，这项任务也可用于对来访者情绪体验进行一般性探索。来访者经常描述他们感到不舒服、害怕或特别沮丧的情况。为了处理和转化这些痛苦情绪，有必要将它们带入治疗过程中并被来访者在当下感受。因此，治疗师还可能会邀请来访者重新生动地创造出困难情境的记忆。

例如，一位男性来访者告诉治疗师，他回家发现他的妻子坐在电脑后面，没有注意他到家了，这会使他感到"沮丧"。在这种情况下，治疗师会要求来访者再次回到这个相关事件中。治疗师会要求来访者想象自己正在重新体验该事件，放慢速度，描述自己看到的内容并尝试注意该事件给他的感受。例如，治疗师会说："带我重新体验下这件事吧，就像看慢镜头电影一样。首先，回家时你的内心感觉如何？你现在注意到的是什么？"（值得注意的是，当给出这样的指示时，现在时态的使用可能特别有唤起性，有助于使来访者重新想象的体验更加生动和真实。）来访者对这些指示的反应可能是，在漫长的一天过后，他感到筋疲力尽，因为白天被人批评让他感到有些脆弱。走在想象中的回家路上，他描述了他是如何在一条黑暗的街道上行走的，想到身处这座并非家乡的城市中，又格外使他感到悲伤和疏离。此时，治疗师会问："那么，当你快到家时，对家的期望是什么？你在悲伤和疏离中需要什么？你在家里看到了什么？"来访者对此进行了回应，观察到他"希望"回到家中得到妻子的安慰。他描述了当他进入屋子时，一切都保持沉默。他还描述了当他进入妻子所在的房间时，她如何因为在弄电脑而没有抬起头。治疗师问："你看到了什么？"来访者继续说："她的兴趣在别处，她没有注意我。"治疗师问："当你看到她对你不感兴趣时，内心会发生什么？停留在她看着电脑却没有注意你的这一刻，看看你心里面发生了什么。"来访者描述对此感到不高兴。他描述了一种极为悲伤和孤独的感觉，并且说自己想逃走、躺下和哭泣。这种类型的悲伤和孤独是来访者熟悉的原发非适应性的长期痛苦情绪。这是在治疗中需要获得的情绪体验，只有这样，才能将其转化。

通过想象对话触及核心痛苦

触及潜在痛苦情绪的最佳方法可能是通过上演那些引起痛苦情绪的触发事件。这些事件通常是他人的伤害性行为（如拒绝、排斥或虐待），尽管在某些情况下，也可能是一种消极的自我对待。为了启动那些引起痛苦情绪的触发事件以唤起来访者的潜在痛苦，EFT 利用了许多经过专门开发和深入研究的椅子对话（chair dialogues）技术。最常使用的对话有两种：一种是空椅对话，其中触发事件 / 触发者（如做出伤害行为的人）被来访者以突显他人伤害行为的方式扮演出来；另一种是双椅自我对话，其中来访者再现自我攻击行为，从而触发痛苦的情绪反应。

通过空椅对话任务呈现核心痛苦

应对人际关系伤害（或未竟事宜）的空椅对话是一项 EFT 任务，当来访者在治疗中提到对另一个人（通常是重要他人）挥之不去（Elliott et al.，2004；Greenberg et al.，1993）的强烈的负面情绪时，就可以启动这项任务。当治疗师和来访者共同探索来访者的困境时，他们经常发现，来访者经历的很多痛苦都与人际关系情境或有问题的关系相关。然后，治疗师和来访者可以把注意力集中在那些引起最多痛苦的人际情境或关系上。因此，这些人际情境或关系被看作潜在的主要核心痛苦情绪的触发机制（见图 5-1），这些情绪需要在治疗中被触及并得到转化。

治疗师通过发起空椅对话任务来处理人际关系伤害，试图将来访者的注意力集中在这些潜在的情绪上。治疗师要求来访者想象坐在对面另一把（空）椅子上的人。治疗师要求来访者将注意力集中在其内心，并注意到当自己想象那个人坐在另一把椅子上时，内心发生了什么。在确认来访者的感觉后，治疗师通过共情回应来访者的体验，并要求来访者向想象中的对方表达这些感觉。

例如，在第三阶段的治疗中，为了治疗自己的焦虑和抑郁，40 多岁的女性来访者玛丽谈到了已故的母亲，描述了她的母亲是如何一直蔑视、拒绝并轻视儿时的她。治疗师决定建议玛丽使用空椅对话任务，以进一步探索玛丽因母亲而感到的痛苦。治疗师建议玛丽想象母亲坐在另一把椅子上，并问玛丽："如果你看着她的样子，会有什么感觉？"以这种方式开始这一过程，会增加来访者与自己的内在体验和内在感受建立联系的可能性。以下对话片段显示了治疗师是如何引导玛丽进行与母亲的第一次体验式对话的。

治疗师：好的。所以如果你想象她在这里，看看你的内心发生了什么？我的意思是当你想象出她的样貌时感觉如何？……如果你和想

    象中的她待在一起，那会是什么感觉？

玛　丽：悲伤。

治疗师：好的。实际上我们要试着与她交谈……就像"妈妈，我很伤
    心"。还有，**我为什么感到悲伤？**悲伤来自哪里？**是为了我们生
    活中没有得到的东西吗？告诉她。**

玛　丽：好。你为什么总是伤害别人？……她会看着我，只是看着我，
    耸耸肩……

治疗师：是的。是的，这就是痛苦的地方，是吗？**所以我会说"妈妈，
    这就是你这样耸肩会让我痛苦的原因"**，是吗？

  在这个改编过的示例中，痛苦还没有被分辨出来，但是此时的目标是使来访者适应任务本身，并帮助她参与其中。随着对话的进行，治疗师将鼓励来访者注意受伤情绪的各个方面，为其命名，并表达给想象中的母亲。这样的"舞步"，即让来访者将注意力集中在其内心，命名感受和体验，并将其表达给这些感受所指向的对象，使得空椅对话成为有力的体验性干预方法（Greenberg，2022）。来访者很快就感到对话似乎是真实发生的。这样，对话成为来访者的现实情绪，因而感到的情绪也是真实的。来访者由此可以充分感受他们痛苦体验的各个方面，探索、注意、象征化（如在叙事中给予命名），并加以表达这些情绪。

  治疗师通过要求来访者想象出对方对自己伤害最深的特质（即对方具有的可能引起来访者痛苦的特质）来促进这种探索，并进一步触及痛苦情绪体验。治疗师会请来访者坐在对方的椅子上，成为对方让自己感到特别痛苦的那一部分。这样做可以突显

出令人痛苦的触发事件，并将其带入来访者的意识，同时也帮助来访者加深在他们自己的椅子上（EFT 称为"体验者椅子"）与想象中的他人互动时那种痛苦情绪体验的真实感受。当来访者表达出他们坐在体验者椅子上感知到的对方令人难以承受的行为后，治疗师通常会请他们换到另一把椅子上。为了使对话顺利进行，治疗师必须确保来访者与另一把椅子上的人保持充分交流，使来访者直接向想象中的对方表达自己的感受；或者，在换过椅子后，来访者直接从想象中的对方的角度与现在想象中的自己（坐在体验者椅子上）进行交流。

以下对话描述了玛丽与母亲的第一次空椅对话。

治疗师：你能来这里吗？（指向空椅）假设你可以成为你在记忆中有时候能想起来的那位粗鲁母亲，只是把那些她曾经做过的事表现出来。可以吗？（玛丽换椅子）

治疗师：那么她会如何表现？她将如何向你和他人表达这种粗鲁无礼？

玛　丽：她会看着你，然后"啧啧啧"。

治疗师：好的。很好……这里传达的信息好像她在说什么一样？就类似"我不在乎你"？（治疗师使来访者注意到母亲的行为中最令她痛苦的方面）

玛　丽：她会说"来"，然后你会去找她，然后她……然后她会抓住我的手，然后她会拉扯我，但不会……

治疗师：好的，我真的很生气。所以我要这样做，并把这个信息传达给玛丽。（推测玛丽的母亲的想法）但这是"我真的对你很生气"，还是别的什么？

来访者：是的。绝对一直如此。我要侮辱你。

……………

治疗师：是的，侮辱是什么？能举一个例子吗？

玛　丽：嗯……"你很胖。""你越来越胖。"

治疗师："你很胖。"再说一次。（当玛丽将被要求再次坐在体验者椅子上
　　　　时，治疗师强调了这条痛苦信息，应该有助于来访者重新触及
　　　　伤害）

就这样，来访者被鼓励传达了对方的伤害性行为。由于治疗师试图提炼出来访者
所认为的伤害的本质，他指示来访者集中精力识别和表现对方行为中的隐含信息。治
疗师也可以通过要求来访者重复最伤人的语句或行为，来强调什么是情感上最突出和
最伤人的。这种类型的干预强调并使来访者意识到他们在对方的行为中看到了什么，
以及他们如何对其做出反应。在来访者充分演绎了对方的伤害性行为（即触发事件）
之后，治疗师指示来访者回到体验者的椅子上，注意这种伤害性行为对其自我的影响。
例如，当来访者坐回体验者的椅子上时，治疗师可能会说："看看当她这样对待你的时
候，你的内心会发生什么。"在刚才讨论过的示例中，这种对话是像下面这样进行的。

治疗师：你能来这里吗？（治疗师指向体验者椅子；玛丽换了椅子）……
　　　　这就是我们所看到的。（治疗师强调了来访者所感知的伤害性触

发事件）这就是她的行为，对吧？那么，当你看到和听到这些
时，当她说"你很胖""你越来越胖"时，你的内心会发生什么？

玛　丽：我想冲出去大吃特吃。直接冲出去，拼命地吃，就像没有明天
一样。（来访者强调了自己遭受的伤害以及如何试图通过暴饮暴
食来保护自己）

治疗师：你的内心会发生什么？就像是……（治疗师希望将来访者的注
意力集中在情绪体验上）

玛　丽：我只是觉得"你很恶毒"。（来访者会产生防御性的继发性愤怒，
潜在的羞耻感和被拒绝感尚未显露）

治疗师：你能试着告诉她吗？（尽管来访者能触及原发痛苦的感觉对于
整个治疗而言会更好，但是治疗师会尊重来访者所在的位置并
促进其情绪表达，这有助于使来访者完成这项任务）

玛　丽：事实上我在想，恶毒的老母牛。

（过了一会儿）

治疗师：好的。**我的意思是，这是如此伤人和痛苦，因为我非常想与你
建立母女关系，而我所得到的只是这种以我为目标的恶毒袭击。**
（治疗师正在探寻来访者的潜在痛苦感觉）

　　　　…………

治疗师："看到你这样对待我和其他人，我感到非常伤心"，对吗？（治
疗师推测来访者的内在感受）

玛　丽：就是这样，是的……对我的生活总是有很大的影响。即使在我
50 岁的时候，你仍然在某种程度上控制着我。

············

治疗师：好的，这就像"我害怕你的愤怒"，还是别的什么？究竟是
　　　　什么？

玛　丽：我过去确实一直很害怕她，你知道吗？一直都怕。

治疗师：你能告诉她吗？（治疗师正在鼓励来访者进行表达，并鼓励来
　　　　访者与想象中的对方保持联系）

玛　丽：我一生都害怕你。

············

治疗师：**因为这样很吓人，但我真正需要的是……真正需要的是什么？**
　　　　（治疗师通过询问未满足的需求来促进来访者内在情绪的分化）

玛　丽：根本没有童年。都是工作。

治疗师：**我需要你陪伴我？**

玛　丽：嗯。是的，我需要你在那里。

治疗师：**我需要你向我展示爱意？**

玛　丽：向我展示爱意。你甚至从未带我们去过公园或其他任何地方。
　　　　小时候，你从来没有和我们任何一个人一起做过任何事情。

治疗师：是的。你能告诉她你错过了什么吗？**我错过了……**（询问来访者
　　　　缺失的东西有助于触及潜在的原发性悲伤）

玛　丽：我错过的母亲所应该做的事，就是爱。你什么都没做，你所做
　　　　的唯一的事是，你始终让我们保持可爱，让你的房子看起来不
　　　　错，而那一切……那是……你身上根本没有爱。（来访者表达了
　　　　愤怒和悲伤的混合情绪）

上面的对话片段表明，治疗师一直聚焦于展开来访者的潜在体验，即对于被攻击、被羞辱的恐惧和因为被拒绝、缺失母爱而感到的悲伤。治疗师通过关注未满足的需求和最缺乏的东西来帮助来访者展现原发的痛苦感受。来访者现在正朝着潜在的痛苦情绪和隐性非适应性情绪基模自我组织的方向前进，这一自我组织围绕着一种不被爱、被拒绝、恐惧和羞耻的自我感觉。但是，这需要进一步展开和区分。核心痛苦感受有其细微差别，必须加以注意并命名，并且必须阐明潜在的未满足的需求。这是治疗过程下一步的重点，我将在下面进行详细说明。在此之前，我们将探索通过使用双椅自我对话来接触核心痛苦的方法。

通过双椅自我对话呈现核心痛苦

双椅自我对话是另一种椅子干预技术，可以用来有效地触及来访者潜在的核心痛苦情绪。这项任务的目的是呈现消极的自我对待。在 EFT 中，这项任务传统上被称为冲突分裂的双椅对话（即自我的一部分批评另一部分，使人感到羞耻、无价值等；Greenberg et al.，1993；Elliott et al.，2004）。

与其他体验性任务一样，重要的是，要在这一干预措施是对来访者当时最突出的情绪的恰当反应时，引入自我对话。使用双椅自我对话任务的标记是对话中出现消极的自我对待。一旦这个标记出现，同时治疗师认为消极自我对待的过程在情绪表现上足够突出，不仅对来访者来说如此，而且与治疗中要解决的目标问题（来访者和治疗师同意在治疗中解决的问题）相关，这时治疗师可以建议引入双椅任务。虽然启动这项任务的目的之一是强调来访者对待自己的方式，但干预的主要目的是触及由有问题的自我对待激发的潜在核心痛苦情绪，以期最终能够转化这些情绪。

有问题的自我对待通常是在其他一些触发情境下展现出来的，通常是与他人的困难人际关系。因此，与重要他人的空椅对话（例如，与拒绝来访者的重要他人对话）往往导致来访者进行消极的自我对待（例如，来访者变得自我拒绝）。由于这个原因，通常情况下，空椅对话任务与双椅对话任务密切相关，在治疗中可能会出现重叠的情况。例如，一个来访者可能被其父母贬低了，这种对待可能让他感到被拒绝和羞耻。同时，来访者至少在某种程度上怀疑自己，认为自己被他人拒绝是应该的（"我对自己很生气，因为如果我妈妈对我这么坏，那一定是我自己做错了什么"）。或者，最初看起来只是单纯的自我批评，治疗师在进行唤起性展开后发现，这样的自我对待有一个十分重要而明显的人际背景（例如，"我为自己让父亲失望而生气，他对我寄予了很大的期望，并为帮助我付出了很多努力，我无法忍受让他失望的羞耻"）。在这种情况下，自我对话可能会引起自我 – 他人对话。

蒂娜是一个 40 多岁的来访者，她的情绪非常低落，焦虑不安，经常自我挑剔。以下是治疗师请她进行消极的自我对待对话的内容。

治疗师：可以请你过来吗？好吗？你可以过来的。现在，你将成为那个挑剔的蒂娜，因为看起来你似乎总是对自己的哪里不太满意。（治疗师邀请来访者坐到 EFT 中被称为批评者椅子的椅子上，通常来访者坐的椅子被称为体验者椅子）

治疗师：所以你不喜欢自己的哪一点？是的，你不喜欢蒂娜的哪一点……

蒂　娜：不喜欢，嗯……情绪化和……

治疗师：好的，你会对她说，好吗？**我不喜欢你的情绪化。**（治疗师让来访者再现批评，以增加其在情绪上的显著性和唤起度）

蒂　　娜：我不喜欢你情绪化，让家人中的其他人感到……嗯……感到不
　　　　　开心。可能跟我做的事儿差不多……你应该能够从中脱离出来，
　　　　　而不是这样做。（最后一句话是对自我批评的更浅层的表达，在
　　　　　这种批评中，来访者对继发性抑郁情绪感到愤怒，这种情绪可
　　　　　能是由原发痛苦情绪所引起的。治疗师的目标是区分这种浅层
　　　　　的批评与针对某种个人特质的针对性更强的自我批评）

治疗师：好的。

蒂　　娜：如果有任何问题，那都是因为你。

治疗师：好的。好。就像……

蒂　　娜：都怪你。

治疗师：好的。因此，"都是你的错"，是吗？

蒂　　娜：是的，都是你的错。

　　一旦启动，这种自我批评就可以进一步被分化，治疗师要寻找来访者消极自我对
待的核心是什么。换句话说，治疗师要探索那些来访者不喜欢、不能接受或讨厌的自
我特质。

治疗师："因为我对你不满意"，是吗？

蒂　　娜：是的。

治疗师："我认为这都是你的错。"（治疗师正在增强消极自我对待，以提

高当来访者坐在体验者椅子上时触及核心痛苦的可能性）

蒂　　娜：是的。没错。

治疗师："而且这就好像我已经不能接受你了"，对吗？"我不能接受你
　　　　这个人"，对吗？

　　　　…………

蒂　　娜：我不喜欢你的软弱。你非常懦弱……你只是屈服，你屈服于他
　　　　人，就是为了……（在这里，消极自我对待更为具体。来访者
　　　　不喜欢自己的软弱，这是她自己定义的个人特质）

治疗师：嗯。

蒂　　娜：去附和他人，因为……你觉得你应该这样做。

治疗师：是的。所以是"你还不够成熟"或类似的东西？

蒂　　娜：是的。的确如此。

治疗师：嗯。

蒂　　娜：一点都没有长大的感觉。

治疗师：嗯。

　　治疗师在这里强调消极自我对待的性质和方式，以使来访者充分认识到这一点。例如，治疗师可以强调自我厌恶的程度，或者反映出某种可以捕捉自我厌恶程度的非语言行为（如握紧拳头、咬紧牙关）。通常，在这种对话的后期阶段，注意力也可以集中在消极自我对待的功能上，因为即使看似消极的自我对待也可能有保护功能（例如，"我对你很严厉，这样你才可以更好地应对，从而防止被重要他人拒绝而产生进一步的

痛苦经历"）。下面的对话片段说明了治疗师如何关注消极自我对待的性质和方式。

> 来访者：你应该比现在成熟得多。
>
> 治疗师：是的，这种感觉就像是无法宽容，无法接受……
>
> 来访者：是的。
>
> 治疗师：还有拒绝或消极的态度……
>
> 来访者：是的。像是在……
>
> 治疗师：是审判还是别的什么？
>
> 来访者：嗯。事实上是拒绝，对。

　　一旦来访者的消极自我对待，特别是其核心信息得到强调和充分体现，治疗师就可以检查这种批评对自我的影响，着眼于展现它所带来的痛苦。例如，治疗师会要求来访者回到体验者椅子上，让来访者看看"当你受到批评时，内心会发生什么"。治疗师需要系统地关注和解决潜在的核心痛苦，并在共情探索与共情理解的沟通之间取得平衡。来访者的自然倾向可能是回避痛苦，因为那太不舒服了。或者，来访者可能还没有触及潜在的核心痛苦就陷入诸如无助感的继发性全面痛苦中了。但是，在针对这种全面痛苦工作时，这种自我攻击和自我批评引发的痛苦更多地会以某种适应不良和难以忍受的羞耻表现出来。

　　治疗师不是要无视来访者的继发情绪，而是要通过对这些继发性感受的承认和共情，以及承认来访者希望避免痛苦，来帮助来访者触及核心痛苦。然而，在以这种方式共情的同时，治疗师也将注意力集中在这些继发情绪的根源上，也就是来访者竭力避免的让人感到格外艰难痛苦的地方。治疗师通过命名和共情这些情绪，使来访者有能力区分这些不同的感受，并帮助来访者将其转化为语言表达，从而使来访者能够忍受这些可怕的潜在感受。用文字来表达痛苦经历的做法被证明具有调节功能，这种功能反过来又有助于来访者忍受这些痛苦情绪（Lieberman et al.，2007）。

在蒂娜的案例中，治疗师通过下面这种形式来触及由消极自我对待（在批评者椅子上被展示出来）引发的核心痛苦。

蒂　娜：我对你不满意。（这时来访者仍然坐在批评者椅子上）

治疗师：是的。好。你能来这里吗？（指向体验者椅子）看到她对你的影响了吗……这是你的一部分……她会说"我不接受你，你太喜怒无常了，太软弱，对孩子很恶劣"，对吗？"把你自己所有的紧张都带给他们"，对吗？……好。那么，当你听到这些时，感觉如何？内心感觉如何？吸一口气，看看感觉如何。

蒂　娜：那种感觉真的不舒服，感觉很不好，但是它能释放一些东西，我必须发脾气或放弃一些东西，你懂吗？

治疗师：你会对她说什么？（治疗师正试图保持两把椅子之间的对话，以保持来访者参与其中的生动性和体验性）听到这些话是什么感觉？是"我觉得我活该"之类的还是别的什么？

蒂　娜：我觉得，是的，我活该……我不配得到幸福……这就是我所知道的全部，真的……我现在意识到了。我之前没意识到。但是现在我认识到了。这就是我的生活方式。

…………

治疗师：就像"我已经习惯了……"（治疗师在这里捕捉到了继发性的退缩）

蒂　娜：感觉又回到了我以前那样。是的。

治疗师：**但是我已经习惯了。我预期的就是这样。**

蒂　娜：这就是我所预期的。（继发性绝望）

治疗师：嗯。感觉如何？你说"我已经习惯了，我几乎觉得这都是我应得的"。但我认为这一定也让你不愉快。对吗？（治疗师正试图展现这种体验，并邀请来访者保持体验的质量）

蒂　娜：非常不愉快。

治疗师：这种紧张感一直在，对吗？这就像不断地被打耳光……（治疗师正在试图建立自我批评的体验性的影响）

…………

蒂　娜：是的。一直是。现在我发现我的孩子也会做类似的事情。嗯……是的，因为就像我可怜的女儿一样，她无法对任何人表示爱意，我认为那很糟糕……

治疗师：是的。

蒂　娜：因为当我看着她，我知道这一切都是我造成的。

治疗师：是的，"都是你的错"，对吗？（针对原发性羞耻）

蒂　娜：是的，是的。

在另一次双椅自我对话中，蒂娜能够触及她内心深处潜在的令人痛苦的羞耻经历。

治疗师：你能感觉到被拒绝对你有什么影响吗？

蒂　娜：这只是让我感到非常低落和沮丧……

治疗师：好的。你能告诉她吗？

蒂　娜：是的，你让我很失落。

治疗师：就像你……

蒂　娜：你让我感到沮丧。

治疗师：嗯。

蒂　娜：一文不值。（一文不值是羞耻感的典型标签）

治疗师：是的。

蒂　娜：什么都做不成。

　　　　…………

治疗师：**所以当你这样做的时候，当你批评我时……**

蒂　娜：当你批评我时……

治疗师："我感觉很软弱，是个白痴。"（使用来访者以前的话）

蒂　娜：是的，我只是觉得自己一文不值，很愚蠢……这么长时间以来
　　　　我一直有这种感觉，我想。（这表明了长期的痛苦感觉）

治疗师：是的，而且你一直和这种愚蠢、一文不值的感受待在一起，对
　　　　吗？我不知道这样说是否正确，这让你感觉自己很渺小？当你
　　　　这样说的时候你知道吗？（治疗师正在尝试帮助来访者保持体

验，而无须控制来访者）

…………

蒂　　娜：为了迎合大家，我会做任何事情，来迎合所有人，但不包括我
　　　　　自己。我从不做自己真正想做的事……我一直在努力迎合他人，
　　　　　你知道吗？只是因为我怕……

治疗师：害怕……

蒂　　娜：害怕冲突，但是我还是得到了所有的冲突。

　　如前几章所述，消极的自我对待可能在过去以某种方式为来访者发挥了一些适应
性功能。例如，孩子可能会把自己受到照顾者消极对待归咎于自己的缺点或弱点，以
期对他人行为有一些控制感（例如，"如果我有所改善，她会更爱我"）。从某种很有限
的程度上讲，这是有道理的，因为其他选择可能会让人更无法忍受（例如，"我无法控
制他人如何对待我，所以我不得不忍受这种绝望"）。

　　消极的自我对待也可能是一种保护。来访者进行自我批评可能是试图在确保自我
不会陷入难以承受的失败或被拒绝的境地。例如，为了不经受失败或被拒绝带来的难
以忍受的经历，来访者可能会要求自己变得完美。在这种情况下，来访者自我中的批
评者会逼迫自己以防止产生不想要的结果。EFT 治疗师可能会与来访者合作，以突出
这种动态关系，让来访者更充分地意识到这一点。但是，这并不是主要的治疗目标。
从 EFT 的角度来看，核心工作是触及自我中的批评者促成的潜在的、难以忍受的情绪
痛苦，以便进一步解决这种痛苦，并最终通过产生适应性情绪反应来转化这种痛苦。

克服回避

由于来访者拥有独特的情绪体验和各种行为回避过程，触及来访者的核心痛苦感受也是一件困难的事情。来访者回避潜在的感受，因为它们实在是太痛苦了，让人无法忍受。因此，对这种感受的回避具有保护作用。治疗师需要对这些过程产生共情，强调它们并让来访者意识到它们的保护功能。通过帮助来访者认识到自己积极参与了这种回避过程，治疗师可以帮助来访者在这些过程中发展出一种自我能动感。治疗师还帮助来访者感受到这些回避过程的代价（例如，使用想象中的椅子对话）：通常是令人疲惫、紧张、不甘心或恐惧。来访者还能认识到这种代价的一个重要方面，即回避掩盖了来访者对自己需求的识别和追求。

治疗师将注意力集中在回避过程的代价及回避所掩盖的未满足的需求上，从而促进来访者下定决心克服回避，并寻求满足自己的需求。治疗师指导来访者站起来反对回避，确保其在出现困难的感觉和进入以前回避的情境时能够承担风险。在 EFT 中，来访者常通过呈现自我打断（Greenberg et al.，1993）或自我担忧对话（Murphy et al.，2014；Timulak et al.，2012）中的回避过程来克服情感和行为回避。现在，我们将简要地看看这些对话是什么样子的（更多细节，见 Elliott et al.，2004；Greenberg et al.，1993；Murphy et al.，2014）。

回避的标记

一旦回避出现在治疗过程中，治疗师就可以选择将其作为治疗的重点。这种情况可能发生在当来访者陷入担忧过程或抱怨担忧是他感到困难的主要问题之一时（担忧的标记）。或者，当来访者在体验式探索过程中，突然感到卡住了，感到紧张，或无法与新出现的困难感觉共处（自我打断的标记），回避也就发生了。来访者可能会从情绪表达中抽身而出，例如，在一次想象对话中，来访者正准备站起来向对方表达保护性愤怒，但他可能突然抽身而出，被恐惧、惊慌或紧张所压制（同样，这也是自我打断的标记）。

呈现回避

一旦治疗师和来访者达成一致，同意要聚焦在回避过程上，治疗师可以建议来访者使用某种体验式椅子对话任务。治疗师可以要求来访者首先坐到另一把椅子上扮演打断者（在自我打断的情况下）或担忧者（在自我担忧的情况下）。治疗师将通过说"你是如何阻止自己的感觉的"或"你是怎么担心自己的？请做吧"这样的话来鼓励来访者呈现出特定的回避过程。

下面的对话片段说明了来访者在椅子对话的一开始是如何演绎自我担忧的表现的。

> 治疗师：所以我要请你成为你作为担忧者的那部分……看他 / 她如何影响
> 　　　　你……看看会发生什么……你会和你作为担忧者的那一部分进
> 　　　　行对话。那一部分似乎感觉到有些害怕。
>
> 来访者：是的。
>
> 治疗师：……那部分感觉到担忧……
>
> 来访者：是的。（来访者转移到担忧者的椅子上）
>
> 治疗师：所以这就是你作为担忧者的部分……就像……几乎在说"你必

须准备好"之类的，对吗？"你必须这样做……或那样做……
或如此思考……你必须不能忘记做所有这些事情"，对吗？那
么，如果你是那一部分，你会和你自己说话，对吗？你会说什
么？你会担忧什么？

通过演绎担忧者（或自我打断中的打断者），来访者可以更清楚地意识到他自己在
担忧或打断过程中的作用。来访者可以看到，并不是担忧自己就来了，或者情绪自己
就消失了，而是他主动让自己担忧，或者打断自己的情绪体验。

凸显回避的功能

在这个阶段，治疗师也可以指出担忧或打断的功能。治疗师可以简单地问："你所
做的事情有什么功能？你想通过它达到什么目的？""你想通过担忧达到什么目的？"
或者"你想通过确保他（指来访者的另一部分自我）不为自己站出来、不表达任何愤
怒，达到什么目的？"在这一点上，通常会浮现出来（即进入来访者的意识）的是，
来访者的回避是由预期的恐惧驱动的。这可能是对也许会发生的难以忍受的事情的恐
惧，也可能是对开始浮出表面的情绪体验的恐惧。重要的是，治疗师要确认这种恐惧
及来访者要避免伤害和痛苦的动机。由于回避本质上是一种保护自我的努力，治疗师
要对这种努力表达共情。这种共情式的认可可能看起来像下面这样。

> 治疗师：但是好像会有不好的事情发生，对吗？
>
> 来访者：一定会发生的。
>
> 治疗师：那么你最好准备好了，对吗？
>
> 来访者：是的。
>
> 治疗师：或者是别的什么？
>
> 来访者：为此做好准备……
>
> 治疗师：好的。所以，嗯，我的意思是，要防止发生任何坏事。
>
> 来访者：对。

这种类型的干预向来访者表明，他们不仅在自己的回避过程中具有主观能动性，而且这些过程从根本上说是有意图性的和有意义的。它帮助来访者更清楚地意识到他们的回避过程，以及他们自己在这些过程中的作用。有时来访者会自发地探索和反思他们的回避策略的源起。例如，他们可能会报告这是一种从重要他人那里学到的行为；或者，他们可能会报告这是他们学到的一种策略，作为应对令人畏惧的重要他人的一种方式；或者他们会认为这是在经历了伤害之后形成的一种策略，以努力避免类似的伤害性经历。

检查担忧或打断的影响

一旦来访者开始了担忧或打断的过程，治疗师就要求来访者坐回来，坐在体验者的椅子上。治疗师要求来访者看看担忧或打断对他有什么影响，例如，治疗师询问：

"当你在那里（指担忧者／打断者椅子）时，内心发生了什么？它对你有什么影响？"

来访者在这个任务中会有所挣扎，尤其是在对话的早期，这是很常见的。在这种情况下，治疗师的任务是帮助来访者关注自己的内心体验，以及这些体验如何被担忧或打断过程所影响。然而，当任务进展顺利时，来访者能够看到他们如何感到受挫、紧张或疲惫（在自我打断过程中）；或者紧张、害怕和疲惫（在自我担忧过程中）。然后治疗师帮助来访者保持这些不愉快的感觉，以便来访者能够感到自己为回避过程付出的代价。在这个阶段，随着来访者一直以来回避的原发痛苦情绪（孤独、羞耻、恐惧）开始在意识中浮现，来访者可能会体验与它们的接触（Murphy et al.，2014）。当出现这种情况时，治疗的工作将集中在这些潜在的痛苦感受上。

如果来访者还没有与潜在的原发痛苦情绪建立联系，治疗师就只能在来访者所在的位置继续陪伴来访者，并帮助来访者充分感受其担忧或打断对自身造成的伤害。

> 治疗师：这一定消耗了很多精力，对吗？要搞定它（一直接收担忧的信息），一定很累，是吧？
>
> 来访者：精疲力竭。（来访者表达担忧的代价）
>
> 治疗师：是的。
>
> 来访者：很累。
>
> 治疗师：嗯。
>
> 来访者：……有时你不一定总能阻止脑袋里的胡言乱语。
>
> 治疗师：但是你感到疲倦，对吗？（治疗师帮助来访者继续感受担忧的体验）

来访者：如果我太累了，我会睡着的。

治疗师：对当下而言，我的意思是这感觉像是你不会醒来。对吗？

来访者：是的。

治疗师：感觉就像是永无休止，永无休止的疲倦。（治疗师共情并唤起了疲倦感）

来访者：是的。

治疗师：是的。嗯。

来访者：每天只有 24 小时。

治疗师：试试用 10 秒钟感受这种疲倦，好吗？不要逃避它。（治疗师帮助来访者充分感受担忧的影响——疲劳）

来访者：不必特意去尝试……我感觉到了。

治疗师：好的。就在那里。好。

来访者：就在这里。

　　这类治疗过程使回避过程的代价看起来非常明显，来访者可以充分感受这些代价。然后，治疗师将重点放在摆脱疲劳上。

确定受阻的需求

　　虽然回避可以保护来访者免受核心痛苦的困扰，但是也会阻止来访者满足其过上自由生活的需求。当来访者觉察到担忧或打断过程的负面影响时，治疗师会询问来访者需要什么来代替导致疲倦、恐惧、紧张的担忧或打断。通常，来访者表示需要有更多的自由、更少的障碍和更少的恐惧感。当这类有关需求的诉说受到鼓励，来访者将被激励着挑战担忧／打断／回避以及加剧这些过程的恐惧。来访者可以调动内心的决心，减少恐惧感，过上更自由的生活。来访者会表示愿意承担更多的风险，感受自己的情绪并追寻自己的需求，而不再感到恐惧、担忧，不再打断自己的情绪或采取其他形式的回避。随着多次治疗的成功推进，来访者在面对回避过程时会越来越容易采取这种态度。这种调动未满足的需求来克服回避的过程，让来访者将恐惧感转化为更自由地触及自己的情绪、了解自身的情感需求的能力，并基于认识到这些需求而采取适应性行动。以下对话片段说明了一个来访者调动自我来对抗担忧的过程。

来访者：闭嘴。（这是向着担忧者椅子说的。来访者站起来，面对着作为担忧者的那部分自我）

治疗师：好的。

来访者：只是……

治疗师：嗯。"让我就这样"，对吗？

来访者：让我的大脑休息一下。

治疗师：是的……"让我的大脑休息一下"，对吗？告诉她。（治疗师鼓励来访者表达，以巩固其感到的保护性愤怒）

来访者：让我的大脑休息一下。（来访者表达出希望免除担忧的需要）

治疗师：是的。

来访者：闭嘴。

治疗师：是的。"闭嘴。"然后你可以休息，对吗？"闭嘴"这句话里有
些生气。（治疗师发现来访者的愤怒越来越弱）

来访者：是的。

治疗师：告诉她你是认真的。你知道你一直都太友善了。因为要花费精
力才能对人友善，对吗？（治疗师正在确保来访者坚决支持自
己的需求，并指导来访者表达愤怒）

来访者：是的。

....

治疗师：这种愤怒也很重要，就像"闭嘴，让我就这样，让我的大脑休
息一下"，对吗？（治疗师指导来访者表达愤怒）

来访者：是的。安静点，别说了，离我远点……让我放个假。（来访者能
够更多地利用愤怒）

治疗师：好的。好。"所以这就是我所需要的"，对吗？

　　这种对免于担忧和疲惫的需求的调动，有助于来访者克服恐惧感，从而使其更愿
意探索和解决他们情绪体验中的问题和痛苦的方面。来访者新出现的情绪自由也反映
在克服行为回避能力的提高上。例如，来访者可能因此变得不那么害怕进入可能遭到
批评的情境，之前他们曾因害怕感到难以忍受的羞耻而不敢进入这些情境。

更具慈悲心的打断者 / 担忧者

有时，当担忧和 / 或自我打断过程是来访者困难的核心时（例如，在焦虑障碍个案中），治疗会更集中于解决担忧或打断，担忧者或打断者和体验者之间的对话被更频繁地表现出来。在这种情况下，治疗师会检查当来访者坐在担忧者椅子上时，会如何回应自我发起的担忧过程对另一部分自我（坐在体验者椅子上）的影响或代价。例如，治疗师会问："那么，当你看到她感到疲惫、紧张、害怕时，你是什么感觉？"如果担忧或打断过程造成的损失和痛苦已经被坐在体验者椅子上的来访者敏锐地感到并表达出来，那坐在担忧者椅子上的来访者可能会在自我对待的立场上有所软化。有时，这可能是一个漫长的过程，治疗师需要使用各种熟练的干预措施来促进其发生（见第 8 章关于治疗师如何解决体验慈悲心的困难的讨论）。

最终，在进展良好的治疗中，来访者确实可以变得对受到回避过程影响的那部分自我更具有慈悲心。这种软化或自我关怀可能表现为多种形式。来访者可能会对自我因为担忧和 / 或自我打断的结果所经历的痛苦表示理解；来访者可能会对他希望追寻的需求（如从担忧中解脱）表示理解；来访者也可能在担忧者（打断者）的椅子上表达出不想像以前那样自我担忧的意愿；来访者可能会承诺尝试减少控制；可能会直接向正在体验痛苦的自我表达慈悲；或者，担忧者 / 打断者可能要求体验者忽略他，因为他没有能力停止担忧；或者担忧者 / 打断者可以简单地承认自己的软弱和恐惧，并向体验者伸出手寻求某种程度的联系和支持。这反过来又会带来联结悲伤的体验，这种悲伤往往与核心痛苦有某种联系，例如，与核心痛苦中的孤独感相关。

当来访者能够逐渐克服回避的过程时，他们就能够越来越多地触及潜在的痛苦感受，这种感受变成治疗的主要焦点。不管是在单次治疗还是多次治疗中，都可以看到此过程。如上所述，在成功进行的 EFT 过程中，来访者越来越有能力触及伤痛以实现疗愈和转化，但这不是一个简单的线性过程；相反，它是前进两步、后退一步的过程（Pascual-Leone，2009）。

体验核心情绪痛苦并识别未满足的需求

一旦在治疗过程中触及核心痛苦情绪（例如，在上述体验性任务的帮助下），治疗师必须帮助来访者能够待在痛苦情绪里一段时间。重要的是，要帮助来访者忍受痛苦的情绪，区分它们的不同方面和相关的意义，而不屈服于情绪的回避或陷入如无望或无助的继发情绪。敏感的共情回应可以促进情绪调节，从而实现对痛苦核心情绪的分化（Greenberg，2011）。治疗师敏感的共情回应也能够通过促进接纳、安全、打破孤立的联结和关怀来对抗羞耻、孤独和／或恐惧的感觉。

然而，除了治疗师的共情，还需要指导性的指示和心理教育。这样的干预很重要，治疗师可以向来访者解释为什么留在痛苦的体验中是好的，也可以通过探索细微差别和在叙事中运用象征来调节和控制痛苦的感觉（Angus & Greenberg，2011）。治疗师还可以明确地指导来访者观察这些感觉，鼓励他们认识到，即使这些不舒服的感觉是全方位的和自我定义的（如用语言表达出来的"我一文不值"的感觉），他们自身也绝不等同于这些不舒服的感觉。治疗师可以鼓励来访者与痛苦的感觉（如羞耻）共处，并观察这些痛苦的情绪感觉起来是什么样的，其中有什么行动倾向（如退缩或隐藏），以及伴随着什么思想过程（如"我是无价值的、有缺陷的"的想法）。治疗师鼓励来访者观察到，虽然这些痛苦的感觉很强大，但它们并不是来访者的全部，来访者自身比这些感觉更重要，这些感觉并不能定义来访者是谁，它们不过是包含了来访者未满足的需求的重要信息。治疗师可以告诉来访者，这些感觉是可以被改变的（请参阅第 7 章），并且其他可能带来更多安慰的不同情绪也会随之出现。

在来访者感到核心痛苦时，治疗师还会进行心理教育，并向来访者指出某些情绪（如羞耻感）会带来什么样的感受，为什么难以承受（例如，从进化上讲，它们意味着被排斥，会降低生存机会），或者它们告诉了我们什么（哪些需求没有得到满足，如被接受的需求）。随着来访者在治疗中反复触及核心痛苦感受，其承受困难情绪的能力有望获得增强。相应地，来访者回避这些痛苦感受的需求有望下降，而承受这些感受的能力有望得到提升。

对于来访者来说，对感觉进行区分是非常困难的。因为从本质上讲，他们正在体验最痛苦的事情。在第 4 章中，我们看到来访者在给予支持和共情的治疗关系中第一次触及核心情绪痛苦（"我需要妈妈"）的示例。在下面的对话片段中，来访者和她想象中的母亲进行了空椅对话，我们可以尝试如何从区分痛苦的角度看待相同的过程。

来访者：但从我孩子的成长过程中，我知道，我们应该有这样的童年，而我们没有。（来访者哽咽，她在触及她的悲伤）

治疗师：**我把它给了我的孩子。**（治疗师强调来访者如何照顾孩子与她的妈妈如何照顾孩子之间的对比，具有共情性和唤起性）

来访者：我把它给了我的孩子。（来访者的声音因情绪激动而紧张，话语几乎听不见，这表明这种经历太痛苦了，来访者很难与之相处）

治疗师：是的。

来访者：你应该给我这样的童年。（来访者几乎是耳语，哭泣着，对她坐

在空椅上的想象中的母亲说）

治疗师：这里面有痛苦，还有愤怒，是吗？它是痛苦的，当它是这样的时候，像缺少了什么似的。（治疗师挑出伤害的不同方面——痛苦、悲伤和愤怒，并试图加以区分）

来访者：我的孩子永远看不到你让我们经历了什么。（哭泣）我有时会告诉他们（抽鼻子），但他们一笑而过，因为他们从未经历过，也永远不会。（来访者在进一步的叙述中展现了这种感受）

治疗师：是的，但这没什么好笑的，对我来说是嘲笑。

来访者：对我来说这从来不好笑。

　　一旦能够触及、分化核心原发情绪并停留在其中，治疗师便可以帮助来访者聚焦于那些核心痛苦情绪中的未满足的需求。如前文概论性的章节所述，痛苦的情绪会告知来访者他们未满足的需求。感知到的情绪反映出需求与个体感知到的对需求的反应之间的相互作用（例如，需求——我想被接受；感知——我被拒绝；情绪——我感到沮丧）。当来访者完全体验到痛苦情绪时，最容易表达出嵌在核心原发痛苦感觉中的未满足的需求（例如，被接受、被爱或得到保护）。因此，当来访者在治疗中触及核心痛苦情绪时，当它们被充分感受，分化并进行叙述时，治疗师将关注重点转移到来访者的需求、最缺失的东西等方面。由于有亲身经历的引导，这样的干预可以帮助来访者明确需求的内容。例如，如果来访者面对评价时感到羞耻，并被引导去注意自己最需要的东西，那么来访者可能的回应将是他需要被接受和认可。

　　明确表达的未满足的需求有助于进一步区分来访者的痛苦情绪，因为表达出来的需求可以捕捉到体验的另一方面。因此，即使是对一种需求感的表述也有助于来访者调节痛苦的可怕情绪。在以下示例中，可以看到不断分化的需求和痛苦之间的相互作用。在第 4 章中，我们研究了来访者安如何触及核心痛苦。在这里，我们来看同一段对话的下半部分，关注安对未满足的需求的表达和对痛苦情绪的进一步分化。

> **治疗师：**是的，是的……这就像充满了痛苦。**我现在能感觉到痛苦，我可以和它共存。**（治疗师代表来访者讲话）是的……**所以我需要你。**你需要她什么？（治疗师明确帮助来访者表达未满足的需求）
>
> **安：**（吸气）不是道歉，而是一种解释。（声音因情感而崩溃）当我们还是孩子的时候，我需要一个母亲。（来访者含泪说出以上的话，她表达她需要一个母亲——可以推断出她需要被爱、被保护、被照顾等）
>
> **治疗师：**好的。
>
> **安：**我当时并不知道。因为我以为没有你，生活会更好。
>
> **治疗师：**是的。
>
> **安：**确实如此。上帝原谅我这么说，但确实如此。
>
> **治疗师：**是的，是的……这就是它的感觉。"我只是希望你不在那儿，这样我就能获得些许平静或其他的东西"，是吗？（治疗师在共情反应中捕捉了来访者体验的不同方面）
>
> **安：**是的（哭泣），但我仍然没有从她那里获得平静。

治疗师：但是"我知道我需要真正的母亲"，对吗？**让你像一个母亲一样在那里。**（再次关注需求）

安：是的，而且我没有人可以求助。（饱含眼泪）

治疗师：所以"那里没有人帮我"，是吗？

安：没有。（哭泣）

治疗师：只是痛苦。（治疗师聚焦于痛苦情绪的体验性方面）

安：像这样的事情，当我的孩子生病的时候，我知道我有（丈夫），我知道他在那里，他为我做了我需要他做的一切。但是我希望我自己的母亲也在那里。（抽泣）只是去和母亲说"我需要一杯茶，坐下来和我谈谈"，请她试着帮助我处理这个问题，而不是让我自己去处理它。我将不得不继续这样做。（非常悲伤和痛苦）

治疗师：是的。

安：但如果有她在就好了。

治疗师：嗯，**我需要你在那里。**（关注未满足的需求和被表达的悲伤）

安：是的。（哭泣）

治疗师：**我只能靠自己来处理所有的事情。**

安：不只是那样。一个女孩总是会需要她的母亲。（来访者表达她的需求）

治疗师：是的。**我只是希望你在。**

安：男孩可能不需要母亲。但每当这个时候，一个女孩确实需要她的母亲。（来访者哭得很厉害，她显然正在触及被遗弃、被拒绝和没有被爱带来的核心痛苦，并表达了她对母亲的爱未满足的

需求）

治疗师：是的。**每个女孩都需要母亲，我也需要。在我的生活中，我是如此需要你。**（治疗师共情地回应来访者的体验）

安：是这样的。（哭泣）只是现在我自己的孩子长大了。我意识到，因为我在他们身边，他们知道我在，他们也知道我一直会在……这很恼人，她不在我们身边，也不在我身边，这很伤人。（详细介绍痛苦的各个方面）

治疗师：是的，**你不在我身边。**

安：她不在我身边。

治疗师：是的。**你不在我身边。**是啊，这真是太痛苦了。这是一种巨大的失去，是吗？**在我的生活中，我有一种只能靠我自己的感觉。**（治疗师正在提供更多的共情，帮助来访者分化痛苦）

安：（点头）是的。即使我有（丈夫），我有孩子，我仍然感到孤独。我很想走到他们面前，说我要去找我母亲。（哭泣）

治疗师：**每个女孩都需要母亲，我也需要。**

安：是的。（抽泣）

　　在明显而有力的情绪中，明确表达需求是一种内心的需要，自然会触发治疗师的共情，就像上述治疗过程中的情况一样。它增加了来访者能够体验自我关怀的机会（例如，在椅子对话中，当来访者被指示从另一把椅子上看着自己的痛苦时）。

　　可见，被触及的痛苦情绪是问题情绪基模及其自我组织的中心。这些痛苦的情绪和相关未满足的需求都源于过去或当前的重大情感伤害。我们可以预见，对于任何特定的、有力的情绪体验的工作也将在整个基模结构和占主导地位的自我组织上进行（Greenberg，2011）。在第 7 章，我们将探讨如何通过慈悲（自我关怀）和保护性愤怒的获得、体验和表达来转化这些被触及的核心痛苦情绪。但是，在我们开始探索这种转化之前，我们将首先简要介绍来访者安的核心痛苦是怎么被触及的，关于她的个案概念化已在第 5 章介绍。

安的案例——治疗策略

在第 5 章中，我们研究了安的案例。我们可以看到她的核心孤独感、不被爱的感觉，以及她害怕亲近之人受到伤害的恐惧。我们识别出核心的羞耻感，即她的这些特质在某种程度上是缺乏来自母亲的爱造成的。我们可以看到她的消极自我对待，因为害怕潜在的触发事件，她非常回避感觉到的体验。现在，我们将研究在治疗中如何触及安的核心痛苦和未满足的需求。在第 7 章中，我们将重点介绍如何在治疗中转化这种核心痛苦。

在与安建立联盟并试图帮助她调节治疗中强烈的情绪唤起后，治疗师的第一项治疗任务是释放她的核心潜在痛苦。这一目标是通过主动唤起和探索痛苦情境来实现的。最初的探索针对当前激发痛苦的情境，接下来的探索则转移到了回忆中的一些事件，这些事件是造成安的核心痛苦的原因，并且与当前触发痛苦的境况相似。例如，在安感到极度孤独时治疗师询问"你记忆中最早出现这样的感觉是什么时候"，将其当前的痛苦感受与过往相似经历联系起来。

安难以触及核心痛苦的主要原因是，每当触及核心痛苦时，她常会陷入全面痛苦。

治疗师对这种崩溃的反应有共情，但也采取了镇静的干预措施，如清理空间（Elliott et al.，2004），这种干预措施的目的是暂时把不安和淹没性的问题放在一边（见上文及第8章）。在早期治疗结束时，治疗师还花费了大量时间，以确保安在离开治疗室时，她的情绪已经得到有效调节，不被痛苦淹没。治疗师还与安一起探讨了她在治疗时间以外可以做的事情（如散步）来支持她的能力发展，以调节其过度的痛苦。对于一些容易陷入全面痛苦的来访者来说，对保护性愤怒的利用可能会像操纵杆一样起到引导作用。但是，对于安来说，这是一种受限制的选择，因为她的愤怒通常以适应不良的、继发性的、反应性愤怒的形式出现。愤怒之后还伴随着对生气的羞耻感，从而进一步加剧了陷入全面痛苦的危险。

安的自我干预和回避过程也阻碍了其触及核心痛苦。情绪回避的过程主要表现为持续的担忧过程，该过程使安变得情绪泛滥、异常疲惫。这一担忧过程最终得以消除，主要是通过明确安对于休息的需求，促使安意识到这一担忧对自身的影响（如疲倦）和她随之而来的对自由和快乐的需求来实现的。最终，安变得有能力触及保护性愤怒，以抵御和抵制这一自我担忧的过程（"我已经受够你了"）。在一次担忧对话中，她将自己产生担忧的部分想象成生长在其体内的灌木丛，于是她随之将其铲除。然后，她在家中实践了这种直面担忧的过程，并注意到她变得越来越有能力制止自己的担忧。

安主要是通过椅子对话来触及核心痛苦感受的。例如，安与邻居孩子进行了想象对话，后者在没有母亲的情况下长大，她表示她知道他们的感受。她还与父亲进行了想象对话，她认为自己不能容忍父亲的缺失。但最主要的是，安与母亲进行了对话（请见上面的对话片段），并通过这些空椅对话，触及自己的被遗弃、丧失、不被爱的感觉以及对母亲的爱的渴望。在与母亲的想象对话和与自我的对话中，她攻击自己的本性（与她母亲曾经攻击她的方法相似），从而触及核心痛苦的羞耻感（"我内心是有缺陷的和不讨人喜欢的"）。实行自我攻击会让人感到羞耻、自己有缺陷和不讨人喜欢。她还表达了对于伴随着被忽视的回忆而来的困扰、焦虑、脆弱、爱控制、愤怒等情绪的憎恨。

一旦触及安的核心痛苦，将其转化为语言就非常重要。这既包括一贯的共情反应，也包括持续的努力以帮助安和痛苦情绪共处。治疗师指导安与痛苦感受共处，并把它们融入叙事中，使她能够从中找到意义［例如，"呼吸""体会孤独的感觉""尽量不要逃避它""你不仅仅是内心空洞的感觉""那不过是一种强烈的感觉""这就是孤独的感觉""如果让你用语言来表达，你会说什么""带着这种孤独感，对着你母亲（想象中坐在另一把椅子上）说点什么"］。但是，最具决定性的任务是帮助安明确她的核心痛苦情绪中所包含的需求（见上面对话片段中的描述，例如"我需要母亲"）。

在治疗的中间阶段，我们经常可以看到安的核心痛苦情绪。它们得到了区分，变成语言并在想象对话的情景中予以表达。这通常以自然动态的形式发生，这些情绪首先被关注，然后被贴上标签，最后得到真正的表达，因此这些情绪会在治疗室中完全呈现出来（Greenberg，2002）。安未满足的需求同样得到关注、命名和表达。这些治疗过程共同为第 7 章所述的转化工作奠定了基础。

第 7 章

治疗策略：转化核心情绪痛苦

在治疗过程中，触及潜在痛苦（即原发非适应性情绪）和表达未满足的需求，自然会引向一个结论，即治疗工作是促进来访者对这种痛苦的感受及与之相关的需求做出反应。治疗师通过充满慈悲地回应来访者，并证明来访者有权利让未满足的需求得到满足来促使来访者产生这样的反应。在 EFT 中，更重要的是，来访者在与重要他人和自我的想象对话中产生慈悲和保护性反应。这些反应很重要，因为来访者不仅是被给予慈悲或认可的对象，而且是一个能够产生自我关怀和健康的、基于愤怒的自我保护的积极主体。

触及和产生这两种原发适应性情绪状态（自我关怀和保护性愤怒）是具有转化性的：可以减轻痛苦，对抗和减少诸如悲伤／孤独／丧失、羞耻和恐惧／惊恐等不良情绪状态的淹没性和消耗性。在治疗过程中，随着慈悲和保护性愤怒的体验越来越多地紧随着非适应性情绪出现，非适应性情绪在来访者的自我组织中就变得不那么具有主导性，也不再处于核心了。随着治疗过程中产生越来越多的慈悲和保护性愤怒，来访者变得更有情绪韧性和灵活性（Pascual-Leone，2009），并学会从感受到的痛苦中迅速进入一个更舒缓、更有保护性、带着慈悲和自信的立场。对成功治疗案例的分析表明，随着治疗的进展，来访者越来越能触及核心的痛苦感受，能够阐明这些痛苦感受中未满足的需求，并以自我关怀和保护性愤怒来回应这些痛苦感受（Crowley et al.，2013；Dillon et al.，2014；Keogh et al.，2013；McNally et al.，2014）。原本占据主导地位的有问题的自我组织因此得到改变，来访者越能触及原发适应性情绪，这些自我组织也变得越灵活和有韧性。

在治疗中，慈悲和保护性愤怒的出现，以及这种"收进来"（letting-in）的体验（如成为受益者的体验）都是重要的。因此，两者都需要被来访者充分回味。这样做有助于将来访者的情绪转化为其充分感受到的新体验，以矫正和平衡痛苦的体验。有趣的是，研究表明，这些治疗经历往往会导致来访者自发地对过去受到的伤害进行哀悼（Pascual-Leone & Greenberg，2007；Timulak et al.，2012）。虽然这种哀悼是痛苦的，但它并不像来访者之前经历的痛苦那样具有伤害性或让人难以应对；相反，它倾向于包含一种放手的态度：虽然来访者仍然感到悲伤，但哀悼也带来一种解脱感。

这种健康的、适应性的哀悼尤其表现为对慈悲表达的回应，无论是治疗师对来访者的慈悲，还是来访者对其自己的慈悲。另外，治疗师向来访者提供的认可和来访者的保护性愤怒表达，经证明都能给来访者带来赋能的体验。赋能体验是一种丰富的情绪状态，在成功的案例中，这种体验特别明显（Crowley et al.，2013；Keogh et al.，2013）。

现在，我们将详细研究如何在治疗关系和想象对话的背景下促进转化。同样，这种对话的对象既可以是与来访者的痛苦相关的情绪上的重要他人，也可以是来访者自身中诱发痛苦的那一部分。

在与重要他人的想象对话中转化情绪痛苦

EFT 实现治疗转化的基础是一段可以给予关怀、慈悲和认可的治疗关系。治疗师承认来访者的痛苦，对来访者表达慈悲和共情。治疗师还作为来访者痛苦的见证人，传达来访者的需求值得被满足的信念，以此来为来访者提供认可。这种治疗关系反过来促进了 EFT 中的情绪转化工作。这种转化工作主要发生在体验式的空椅和双椅任务中——想象对话。在这种对话中，来访者启动痛苦的触发事件，触及痛苦情绪，体验这些情绪，并对这些痛苦情绪中包含的未满足的需求做出反应。治疗师提供的慈悲和认可与来访者产生的慈悲和认可之间的主要区别是，在想象对话中，来访者不仅接受慈悲，而且成为一个能够产生和表达慈悲及保护性愤怒的能动主体。由此，来访者学会了启动内部的自我对待，以增加其情绪的韧性和灵活性（Pascual-Leone，2009）。

在想象对话中，最重要的角色往往是那些重要他人，无论他们是来自来访者过去的生活还是现在的生活，他们都以某种方式给来访者造成了情感伤害（关于 EFT 与想象对话工作的概述，见 Elliott et al.，2004；Greenberg et al.，1993；关于与重要他人工作模型的发展相关的经验工作概述，见 Greenberg & Foerster，1996；Greenberg & Malcolm，2002；Paivio & Greenberg，1995）。

当重要他人的形象在另一把椅子上被唤起的时候，出于某种原因，这个重要他人的某些特征不可避免地会触发来访者的痛苦。第 6 章阐述了一位来访者如何在与不回应的母亲的对话中触及孤独感（"我觉得自己很孤独，我需要妈妈在我身边"），一旦来访者在对话中充分体验到被唤起的痛苦感受，而且未满足的需求被阐明并表达给对方，接下来治疗师通常会进行一项核查工作——见证这种痛苦是否会软化想象中的对方的立场，即想象中的对方是否能以任何方式传达出对来访者当下痛苦的慈悲性回应。

想象中的对方对体验者椅子上的来访者自我表达的痛苦的反应方式因人而异，而且往往取决于想象中的对方在现实生活中是什么样的。因此，举例来说，如果在现实生活中，想象中的对方是一个在某些场合能够对来访者的需求做出反应的人，那么在想象的对话中，来访者就有可能自发地扮演想象中的对方，对痛苦和需求的表达做出慈悲性的反应。换句话说，当扮演对方的来访者看到体验者椅子上的自我表达出的曾经受到的伤害，以及这种伤害中所包含的未满足的需求时，如果现实生活中这个被扮演的重要他人可能会做出慈悲的反应，那么来访者扮演的这个人就更有可能表现出同样的反应。治疗师希望触及核心痛苦，并指导来访者扮演伤害性的他人（触发机制）以唤起这种痛苦，一旦这种伤害被触及，治疗师也有兴趣核查来访者从对方的立场对这种痛苦做出的反应。例如，治疗师可以说："你能看到她受到的伤害吗？她需要你做她的妈妈。你对她的反应是什么？你会怎样从内心回应她？"一般来说，人们已经观察到，在真诚地表达需求的背景下，被表达出的原始伤害的程度越深，来访者就越有可能自发地从想象中的对方的角度产生关怀或慈悲（Hughes，Timulak & McElvaney，2014）。

值得注意的是，EFT 是一种体验式疗法。因此，治疗师会检查来访者在扮演对方的角色时是否被体验者椅子上的自我所表达的痛苦感动，从而自发地表达出慈悲，如果不是这样，治疗师会尊重来访者的处境，并尊重其目前的能力。因此，如果在被提示做出慈悲的反应后，作为想象中他人的来访者反而以更多的拒绝来回应，治疗师就要接受这一点。如果来访者作为想象中的他人说"我不关心你的需要"，那么治疗师就要求来访者作为想象中的他人直接向体验者的椅子表达。然而，在这种情况下，治疗师也试图让来访者意识到是什么在推动这种拒绝。治疗师甚至可以直接问："那么是什么促使你对她如此苛刻？你拒绝她是想做什么？"这样的询问有时有助于让人意识到这种严厉的立场背后是什么。例如，想象中的对方可能会回答："我生活得不快乐，我就是不能关心其他任何人。我没能力做这种事；我做不到关心。"

当这种拒绝被表达出来时（尽管现在也许更有意义），治疗师要求来访者更换椅子。一旦来访者坐在体验者的椅子上，治疗师就要求来访者注意被这样对待对其自我的影响。治疗师可以问来访者，在表达了脆弱性和需求之后，被对方以这种方式拒绝是什么感觉。例如，"当你得到对方'我不在乎'的拒绝时，内心会发生什么？这对你的内心有什么影响？撇开你知道她不快乐，没有能力关心你的事实不谈，当她说'我不在乎'时，你的内心会怎样？"在这个阶段，我们观察到来访者通常有两种反应。来访者可能陷入无法忍受的全面痛苦，表达无望和无助的感觉（例如，"她从未爱过我，也永远不会爱我""永远不会有人真正关心和爱我"）；或者来访者可能自发地做出保护性愤怒的反应（例如，"你说的这些话是不能接受的""我应该得到爱和关怀""我当然应该得到它""你的问题是你的问题，但我只是个孩子，我应该有我的妈妈"），后一种反应更有适应性。

如果来访者自发地表达了保护性愤怒，治疗师要及时认可这一点，并与来访者一起检查以这种方式表现出自信时的内心感受。通常情况下，来访者会报告有一种解脱感和一种被赋能感。这与来访者在经历全面痛苦时感到和表达的拒绝性愤怒明显不同，当时的愤怒通常与悲伤和受伤的感觉混合在一起，而且来访者更有可能因为没有被爱而感到绝望和愤怒。保护性愤怒是比较微妙的。它是自我定义的，为来访者提供一种自主的感觉，一种对自我价值的感觉，以及一种对自我力量的感觉。它与来访者处于全面痛苦时通常出现的不安和绝望相反。

虽然有些来访者会在遭受对方进一步拒绝时能够自发地产生愤怒反应，但并不总是这样的，即使是那些做出反应的来访者，也往往需要很长一段时间才能产生高质量的保护性愤怒。来访者非但不能坚持保护性愤怒，反而经常崩溃，回到以无望、无助和绝望为特征的全面痛苦中（例如，"她从来没有爱过我，她也不会爱我，没有人会爱我"）。这种崩溃表明了来访者的痛苦和脆弱程度。在这种情况下，治疗师要富有慈悲和共情，努力使来访者能够重新触及受到的伤害，以使其能够再次表达核心痛苦和相关未满足的需求。治疗师试图帮助来访者表达出与痛苦相关的新发现。一旦这种痛苦再次以强烈的方式被表达出来，治疗师会问来访者谁会对这种痛苦和需求做出回应（如来访者的父亲），然后要求来访者扮演这个想象中的、更有慈悲心的他人。另外，治疗师也可以建议来访者做当下的自己。然后治疗师邀请来访者以当下的自我的状态坐到另一把椅子上，问："你对那个如此不被关心的女孩有什么感觉，她是如此希望得到关爱？"如果来访者有能力产生慈悲，治疗师就要求其向体验者椅子上想象中的脆弱自我表达慈悲。在这种情况下，慈悲往往伴随着极度的悲伤，因为来访者目睹了另一把椅子上痛苦的自己，很容易受到影响。悲伤和慈悲的联系是密切的，对两者的体验有助于打破被孤立和拒绝的感觉。来访者可能会非常难过，说一些类似这样的话："我看到了你的痛苦，而我非常爱你。我想保护你，关心你。"治疗师可以利用这些新出现的感觉，询问来访者在说这些话时的内心感受，让他们充分体会到慈悲的感觉。来访者也许会回答："很关心她，看到她这个样子很难过。"

治疗师的下一个任务是帮助来访者接纳这些慈悲体验。有情绪困难的来访者往往不允许自己接受慈悲体验，因为他们经常由于消极的自我对待（见下文）而感到自己不值得被爱或被关心。为了帮助来访者接纳慈悲，治疗师可以这样说："请过来（回到体验者的椅子上）。触及现在这种支持性的反应时，内心感觉如何？你能接纳它吗？"如前所述，来访者可能无法接纳慈悲，可能会说："我没有任何感觉。"治疗师必须尊重来访者，可以这样对来访者的体验做出回应："没有任何东西能进入你的内心，没有任何东西能触及你内心的绝望。一个想象中的反应当然做不到。你能告诉她，'我没有任何感觉'吗？"当来访者做出这种不接受慈悲的行为时，治疗师要接受并认可这种行为，也可以温和地建议来访者尝试接纳慈悲，例如，"我知道什么也进入不了你的内心，但你能不能暂时想象一下让它进来？你能试着这样做吗？（停顿）它对你有什么影响？你的内心对此感觉如何？"我们观察到，随着治疗的进展，即使是最初难以接纳慈悲体验的来访者，最终也能做到这一点（Crowley et al.，2013；Keogh et al.，2013）。一旦发生这种情况，治疗师可进一步利用它，并寻求让来访者沉浸在慈悲及其影响中的方法。例如，治疗师可问来访者："那么，当你接纳它的时候，内心的情况如何？"来访者通常会回答说，他们观察到一种不同的解脱感，例如，"我感到松了一口气"。治疗师会进一步加强来访者的体验，所以可能会要求来访者向另一把椅子表达这些感觉："你能告诉她，'我感到解脱了'吗？"当来访者听从这个建议时，他们往往会报告解脱感更明显了。治疗师再一次与来访者确认，表达他们的体验感觉如何，以使这些被改变的和新出现的感觉进一步进入来访者的意识。

随着慈悲的产生和来访者对其接纳程度有所增加，治疗师就可以专注于保护性愤怒的发展。治疗师会与来访者一起重新审视他人的拒绝行为（触发事件），探讨来访者如何保护自己免受其伤害："那么，当她说'我不在乎'时，你会怎么做？你会让它摧毁你的内心吗？现在这一刻（强调当下的力量，而不是回到来访者无法为自我挺身而出的时候），你想怎么做？"治疗师提出这样的问题，是希望来访者能够更好地支持自己。治疗师希望来访者能从更强大的内在意识发言，换句话说，一个更自信的自我会出现。

这样的立场可能表现为这样的宣言："我应该有一个关心我的妈妈，但如果我得到的是这种待遇，我不会让它摧毁我"或者"我是一个内心善良的人，我应该得到爱"。

一旦来访者能够产生一些愤怒（如果治疗进展顺利），治疗师就会促进来访者充分体验和表达这种愤怒，例如，要求来访者向想象中的对方表达这种愤怒："告诉她。"当来访者这样做时，治疗师就会检查："感觉如何？"来访者的回答通常是对某种赋能感的描述，例如，"我感觉很强大"。治疗师可以进一步巩固这种新出现的赋能感，要求来访者表现出这种赋能感，并向对方表达："告诉她，你感觉很强大。"当来访者这样做的时候，治疗师再次检查表达这种力量感带来的内心感受。同样，这样做通常会带来更加坚实的赋能感。为了巩固这种新出现的感觉，治疗师可能会要求来访者直接对自己说类似"我很强大"这样的话："你能这样对我说吗？"对那些在日常生活中通常不是很自信的来访者来说，这往往是相当困难的。直接向治疗师（一个在治疗室里的活生生的人）表达自己的力量感，与向想象中的他人表达这种感觉，是一种本质上不同的体验。因此，来访者在表达"我感到很强大"这句话时，可能会有些颤抖，但经过治疗师更多的鼓励和辅导（治疗师可能会要求来访者重复表达几次），来访者通常能够越来越多地拥有坚实的自我感觉。

虽然在成功的治疗中，产生慈悲和保护性愤怒对来访者来说会越来越容易（Crowley et al.，2013；Keogh et al.，2013），但完成这一过程是一项非常复杂的任务，需要跨越多次治疗。事实上，这在长程治疗中是最明显的，因为不同时期的对比和变化更为明显。最初，来访者可能很难触及任何慈悲或保护性愤怒，治疗师必须努力工作来让来访者在治疗过程中至少触及一些这样的体验。然而，在成功的治疗中，随着治疗的进展，来访者变得有能力产生越来越多这样的体验。在来访者应对痛苦体验时，这些情绪体验产生得越来越快；随着治疗的进展，它们的质量也会提高。

还可能发生的是，在某些情况下，来访者可能会从引发伤害的想象的他人那里获得慈悲。如果在现实中来访者与该人的关系也有积极的一面，那么这种情况通常会发生。虽然造成这种情况的原因还没能完全确定，但我们可以推测，当对方伤害性行为中一直被回避的方面得到表达，最终，那些由于与伤害相关的情绪回避而无法表达出来的对方给予关爱的记忆也会自发地浮现出来。

慈悲是通过表达和见证一个人的痛苦引发的，保护性愤怒却是通过强调对方的伤害性行为而激发的。一旦被触及，保护性愤怒需要治疗师的反复认可和来访者的反复体验，以使来访者有能力产生保护自己的决心。随着治疗中对保护性愤怒的体验，来访者渐渐学会为自己挺身而出而不再害怕被攻击或陷入自我判断（如自我批评，认为自信是不可接受的），来访者在治疗之外越来越能够调动产生保护性愤怒的这部分自我。然而，我们必须意识到，产生自我关怀和保护性愤怒往往取决于解决消极自我对待的过程，这些过程阻止或妨碍了适应性情绪体验的产生（见下文关于消极自我对待转化的部分）。

让我们看一个例子，这个例子表明在治疗过程中如何建立自我关怀和保护性愤怒。这是罹患抑郁障碍和焦虑障碍的来访者劳拉与伤害性他人（对她不理不睬且经常指责她的母亲）的想象对话。

> 劳　拉：她从没有爱过我。
>
> 治疗师：试着说出来。我知道这会令你感到很受伤，对吗？**但是你从未真正爱过我**。（治疗师鼓励来访者通过体验和表达来掌控核心痛苦）
>
> 劳　拉：她从来没有。
>
> 治疗师：这是你内心感受到的，对吗？"你从未真正爱过我。"（治疗师

使用唤起性的共情回应）

劳　拉：你总是让我觉得，我不……

治疗师：嗯。

劳　拉：……我不值得。或者我不……（来访者体会到原发性的羞耻感）

治疗师：嗯。

劳　拉：我是一个麻烦。

治疗师：嗯。

劳　拉：你总是让我有这样的感觉。

治疗师：是的。这几乎就像"如果我的妈妈不爱我，生活里还有什么"，
　　　　对吗？就像"我想要的只是那么少的一点"，是吗？
　　　　…………

劳　拉：在我还是个孩子的时候，我全部想要的，是她可以停止（这样
　　　　对我）。
　　　　…………

治疗师：因为这就是我所感受到的，这就是我看到的，是吗？这几乎，
　　　　这几乎是……像是"我将……我要你对它负责"，是吗？**这全部
　　　　都是你的责任**。（治疗师在促发保护性愤怒）

劳　拉：是的。

治疗师："我这样感觉并不好，我不该就这样过"，对吗？

劳　拉：唔……

治疗师：**不管你是如何受苦的，不管这对你有多糟，你也不该……**

劳　拉：是的。

治疗师：……带着我……带我……

劳　拉：她……她……你是……她……你是妈妈……你应该做这些。你应该支持我。（在保护性愤怒的背景中对于需求的表达）

　　　……………

治疗师：你现在能换位置吗？现在，就想象妈妈在你的脑海里，好吗？她现在就出现在你的脑海里。她会对"我不该经历这些"这句话说什么？

劳　拉：（作为想象中的母亲）我不舒服。你需要起床，自己做这些事。我没能力做这些。你现在要起床，自己照顾你自己。（来访者以想象母亲的身份做出了反应，这么做，她可以与她母亲不回应她需求的行为联结。来访者扮演的想象中的母亲仍旧是不回应的，尽管她不再直接地做出攻击，这也可以被看成一种轻微的软化）

　　　……………

治疗师：这真的像"我不回应"吗？（治疗师强调了记忆中母亲的态度）

劳　拉：是的。

治疗师："我不理解你在说什么"，是吗？"我没有能量。我也没有意愿。"（治疗师尊重来访者目前所处的状态，继续停留在不回应的母亲的状态中）

劳　拉：（作为母亲）是的。我不行。

治疗师："我不行。"

劳　拉：（作为母亲）下楼，帮我买香烟来。

治疗师：是的。是的。"所以你只是为了服务我的"或是"我不能被你

　　　　　打扰"。

劳　拉：（作为母亲）别把钱弄丢了。

　　　　　…………

治疗师：是的。好的。你现在可以换座位吗？当她对你说"别把钱弄丢
　　　　了"的时候，你会对她说什么？

劳　拉：起来自己去！（出现拒绝性愤怒，混杂着保护性愤怒）

劳　拉：我知道我对自己的孩子也犯了错。我知道我并不完美。但是，
　　　　我不……我不像她那样坏。

治疗师：是的。

劳　拉：我不是的。

治疗师：告诉她"我不像你那样坏"，好吗？

劳　拉："我不像你那样坏。"（这是一个对自我价值的支持性表达，包含
　　　　着保护性愤怒和自我赋能）

治疗师："我知道我自己"，对吗？

劳　拉：我对她这么生气，会让我觉得很沮丧。（这是一个典型的自我批
　　　　评阻止了体验和表达适应性愤怒的例子。接下来需要关注这一
　　　　点。之后会讨论如何处理消极的自我对待）

　　在来访者因为自己对母亲感到愤怒而进行自我批评（我们将在下文中进一步关注）
之后，治疗师和来访者设法重新触及来访者没有被爱和遭受拒绝的脆弱体验。然后，
治疗师可以引导她对所见证的痛苦做出慈悲性回应。

治疗师：这就像······"我好孤独，我成了一个孤独的人"，是吗？

　　　　············

劳　拉：唔。是的，一直是这样。

治疗师：是的。**我需要自己立刻去面对这个大千世界。**

　　　　············

劳　拉：在我 10 岁的时候，就要去面对这个糟糕的世界。

治疗师：是的。是的。你现在能换位置吗？好吗？我们将试着扮演她。看看她会有什么反应？好吗？我指的是你脑海里的妈妈。就现在，好吗？"我只有我自己。""我谁都靠不上，只有我自己。"看看她对这些话有什么反应。

劳　拉：（作为母亲）我在这。我坐在椅子上。我在这。（来访者用一种轻蔑的语调说）

　　　　············

治疗师：这还是"我可管不了你"。（当来访者扮演母亲时只能触及母亲轻蔑和不照顾的部分，治疗师对此强调并且尊重）

劳　拉：（作为母亲）我在这。

治疗师：是的。但是实际上是"我听不到你"，是吗？我指的是，真正的信息是什么？"我并不在听"，是吗？或者"我不想管任何事"······（治疗师强调来访者接收到的信息）

　　　　············

治疗师：你可以回来吗？所以你会对那种轻蔑的态度说些什么？那种态度就像"这没什么大不了的，你应该······反正我在这"。（治疗

师通过强调这种不良对待来探索保护性愤怒）

劳　拉：你只听得到你想听的。（更多的保护性愤怒浮现了出来）

治疗师：是的。

劳　拉：你只看得到你想看到的。

治疗师：是的。

劳　拉：并且只要是与你无关的……

治疗师：是的。

劳　拉：……就仿佛没有发生。

　　　　…………

治疗师：所以这就像……就像"根本没必要倾诉我的心声，因为你根本
　　　　没在听"，是吗？

劳　拉：是的，没在听。

　　过了一会儿，治疗师再次试探来访者对不被爱的感觉和被拒绝的脆弱体验的慈悲。
这一次，治疗师试图运用来访者当下的自我，试探来访者作为成年的自己是否可以更
加关心如此受伤的年幼的自己。

治疗师：好的。你能来这吗？扮演你自己，好吗？现在扮演成年的你。
　　　　看看你是否能看到 10 岁时候的你。她说"在这世上一个人孤孤
　　　　单单的"，对吗？你会对她说什么？你想对她说什么？作为一个

成年人？或者你可以想象，对面并不是你，而是另一个与你处
境相似的人，好吗？一个处于那样情景的女孩，好吗？你会对
她有怎样的情感？你会告诉她什么？（来访者非常容易自我责
备，因此，治疗师建议她想象出另一个女孩以缓和她潜在的自
我拒绝。在现实生活中，来访者很照顾她的孩子，这表明现在
她有能力照顾脆弱的人。她很有可能对一个陌生人没有对自己
那么严厉）

劳　拉：（作为一个对小时候的自己说话的成年人）现在，我会说"去和
　　　　老师说"。（自我关怀开始浮现）
　　　　…………

治疗师：是的。"你将会找到某个人"，是吗？"你将会……"

劳　拉：……告诉爸爸。

治疗师：是的。"告诉你的爸爸，告诉老师"，是吗？"一个人独自承受
　　　　是不对的"，是吗？

劳　拉：是的，这不对。

治疗师：是的。

劳　拉：你需要，你需要站起来去试着……尽最大努力让你自己被听见。
　　　　尽最大努力去……

治疗师：是的。"有人会听到的"，是吗？

劳　拉：最终总有人会听到的，是的。

治疗师：是的。

劳　拉：试着……试着让他们听见，即使你还是个孩子。

　　…………

治疗师：这就像是什么？**我不会留下你一个人的。我会确保，有人会听见。我会确保……**（治疗师试着在来访者的慈悲中促发自我能动性和掌控感）

劳　拉：我会在这儿陪你，如果你需要聊一聊或……

治疗师：好的。

劳　拉：或者是来我这儿哭一哭或者……

治疗师：是的。"我会在这儿陪伴你"，是吗？

劳　拉：来我这儿，我会让你获得几小时的平静。（来访者现在体验到对于受伤的、脆弱的自我的慈悲）

治疗师："所以我会为你打造一个安全港"，是吗？

劳　拉：是的。

治疗师："我会保护你，让你不受伤害"，是吗？（治疗师进一步促发来访者的自我关怀体验，希望来访者可以充分体会）

劳　拉：唔。

治疗师：**尽我所能地……**

劳　拉：尽我所能地……

治疗师：是的。

劳　拉：待在这儿，坐下。只需要做一个孩子。

治疗师：好的，告诉她，好吗？**来我这儿，我会陪你。**

劳　拉：来我这儿，我会陪着你，你只需要做一个孩子并且拥有你的童年。在这几个小时里你不需要担心……

治疗师：好的。

劳　拉：……在你不得不回到那种疯狂里之前。

　　在这一点上，治疗师也可以让来访者关注，当她为想象中脆弱的年幼的自己提供关怀、慈悲和保护的时候是什么感觉。治疗师可以说："当你在她身边时，内心是什么感觉？"这样做是为了让来访者能够更充分地意识到这种体验，能够回味它，因此可能更容易巩固它。治疗师希望来访者在治疗结束后能够自发产生这种体验。

　　如上所述，许多来访者发现自己很难接受慈悲的反应。因此，当治疗师帮助来访者触及慈悲时，也会和来访者确认接受慈悲的感觉。

治疗师：是的，是的，好的，好的。你现在能换位子吗？

劳　拉：唔。

治疗师：看看你的内在是什么感觉，好吗？做一个孩子，好吗？"我有一个安全港了，不用担心任何事了，想做什么就做什么"，好吗？这样感觉如何？

劳　拉：我仍旧还是要回到疯狂中去的。（来访者对于接纳慈悲有困难。如果承认一个想象中关心她的人能够治愈伤痛，可能会破坏她对于所经历的灾难的认知）

治疗师：是的。

劳　拉：我还是不得不回到疯狂中。

治疗师：是的。"我不能永远待在这里"或类似的感觉，是吗？（治疗师
　　　　确认了来访者的失望感）

　　　　…………

治疗师："我还是不得不回家"，是吗？"没有什么事情会变得足够好"，
　　　　是吗？

劳　拉：是的。不管我们做什么，事情都不能变得足够好。

　　　　（一分钟后，治疗师再次试探来访者是否能够接纳慈悲）

治疗师：是的，是的。听到"做一个孩子"是什么样的感觉？"你想在
　　　　我这儿待多久都可以"，听到这样的话是什么感觉？

劳　拉：这可能吗？她会来找到我。（来访者仍旧不能接纳慈悲进入内心，
　　　　反而升起了绝望感）

　　　　…………

治疗师：就像是"我的生活是如此绝望，不可能变好"，是吗？**我没有机
　　　　会到达这个安全港。**

劳　拉：是的。

治疗师："所以……我需要……"，你从她身上想得到什么呢？从那个成
　　　　年的自己身上？"我需要你……"，需要什么？**需要你理解，对
　　　　于我来说，那些感觉有多么难……**（治疗师试图激发未满足的
　　　　需求）

劳　拉：应该是理解。是的。让它们离开我。让那些糟糕的感觉不再发
　　　　生。还有……当我……当我还是个孩子时，聆听我。

治疗师："让我感到安全，我需要你让我感到安全"，是吗？

劳　拉：是的。

治疗师：好的。你能换座位吗？好吗？作为一个已经长大的人，你会如何回应？"我需要你让我感到安全。我需要你倾听我。""让其他人也听见我。"你内心对这些话的反应是怎样的？（治疗师想要进一步促发来访者的自我关怀）

劳　拉：（作为一个成年人对年幼的自己说）无能为力。（来访者在面对自己的失望和痛苦时，没有能力表现出能动性和慈悲）

治疗师：好的，好的。但是仅仅看到她的需求，我是说，某种程度上说，这令人心碎。是吗？告诉她，好吗？**我无能为力。但是如果我能做什么的话，那会是什么呢？**（治疗师承认了来访者的无力，但是还在探索来访者潜在的慈悲）

劳　拉：我会带她逃走。

治疗师：好的，告诉她，好吗？"我会带你一起逃走"，对吗？

劳　拉：我会带你逃走，你不需要再忍受那些。

治疗师：是的。"所以我会为你创造一个新的生活"，是吗？"在某个地方……"

劳　拉：是的。

治疗师：在一个新的家庭里，一个新的学校，有新的朋友，一个安全的地方。

劳　拉：让你感到开心。

　　　　…………

治疗师：是的。就像"我虽然无能为力，但这确实是我内心想为你做的"，是吗？"如果我不是那么无力，虽然我确实无能为力，但这是我所期望能为你做的"，是吗？

劳　拉：是的。

治疗师："这是你应该得到的"，是吗？

劳　拉：这是我认为，你值得拥有的。（来访者在这里开始认可自己）

治疗师：是的。

劳　拉：这是应有的样子。

治疗师：是的，是的。"我对你的遭遇无能为力，这令我感到心碎"，是吗？"因为我是那么渴望为你做到"，是吗？

劳　拉：我会的……

治疗师：是的，我知道，我知道。接下来就是可以为她做的部分了，是吗？你可以来这里吗？所以，听到这些话你有什么感觉？"我会为你做，发自内心地，我真心期望你可以有一个不一样的人生，我会（带你）逃走。"（治疗师再度试探来访者是否接纳慈悲）

劳　拉：（作为幼年的自己）不可能。（来访者仍旧无法接纳慈悲）

治疗师：我知道。但是说说听到这个是什么感觉？好吗？我知道她无能为力，但是听到她说的，有什么感觉？（治疗师坚持探索来访者是否能够接纳慈悲）

劳　拉：有希望。（来访者试探性地允许一点点慈悲进入了自己的内心）

治疗师：好的。好的。"所以……听到她这么说，带来了一点希望"，是吗？

劳　拉：是的。

治疗师：所以这感觉像是"我能感受到，我能感受到你所说的"，是吗？

劳　拉：能感觉到一点。（来访者仍旧犹豫，但是接纳了一点慈悲）

治疗师：我知道让这种感觉进入内心很难，这几乎就像"我不想让我曾经经历的那些困难不算数了"，是吗？这就是为什么让慈悲的感觉进入内心这么困难。（治疗师强调了接纳慈悲的内心斗争，并且猜测，在现实里所经历的无望使来访者很难相信，一种想象的慈悲回应会有效果）

劳　拉：是的。而且我不想让任何人陷入麻烦。（来访者不由自主地揭示了她内心的想法，如果她得到了慈悲的对待，那么就会被责怪，这或许是基于她童年的记忆）

治疗师：好的。告诉她："我不想让你陷入麻烦。"

劳　拉：我不想让任何人陷入麻烦。

治疗师："我不想成为任何人的负担或者麻烦。"

劳　拉：我不想。我不想给任何人添麻烦。我甚至不想给我妈添麻烦。

　　　　…………

治疗师：是的。但是这根本上就不该发生，是吗？（EFT 是一种关系疗法，治疗师现在真正地说出自己的观点，因为他被来访者的痛苦所打动并且想要表达他的关心）

劳　拉：是的。

治疗师：让我告诉你，好吗？

劳　拉：好的。

治疗师：我看到了，听到了，对此我无能为力，不能扭转时间。（治疗师
　　　　发自内心地做出自己的回应。他被真实地打动了，非常关心来
　　　　访者）

劳　拉：嗯。

治疗师：但是你不应该承受这些，对吗？没有人应该承受这些。承受这
　　　　些的更不应该是一个女孩，一个小女孩。

劳　拉：没有人应该承受这些。

治疗师：是的。

劳　拉：没有人应该经历这些。我真的希望我可以让时间倒流……

治疗师：是的。

　　　　　……………

劳　拉：那这些就不会发生了。

治疗师：是的。但是你在内心这么做了，对吗？当你坐在这儿时，你也
　　　　这样对待你自己的孩子了，是吗？

劳　拉：我希望如此。

　　在这样的交流之后，治疗师帮助来访者回味解脱的体验（例如，在上面的例子中
可以看到新希望的出现）。因此，治疗师帮助来访者触及和体验核心痛苦情绪（如被拒
绝、不被爱、没有价值），对这些痛苦情绪产生适应性的情绪反应（如被保护、被关心
或被爱的感觉），以及由这些适应性情绪反应产生的解脱感觉。同样，保护性愤怒的体
验也是值得回味的，因为它们提供了一个坚实的锚，防止来访者产生自我贬低的感觉，

并拥有一种赋能感。一般来说，这两个过程——通过慈悲转化核心痛苦以及通过保护性愤怒转化核心痛苦，是同样重要的。来访者在参与这些过程的能力上各不相同。一些来访者难以获得自我关怀，而另一些来访者则可能在允许自己对他人的虐待行为感到愤怒方面更困难。一般来说，治疗师会在整个治疗过程中及在单次治疗中，寻求这两个过程的平衡。

受到的伤害和未满足的需求就像一枚硬币的两面，两者都需要用认可来回应，这种感觉尤其表现在保护性的、赋能性的愤怒中。虽然想象对话在这个过程中非常关键，因为它们允许来访者更充分和真实地体验痛苦和转化的情绪，但伤害和需求也可以通过其他的扮演形式及通过治疗师和来访者之间的真实关系来触及和回应。在 EFT 的家庭治疗和夫妻治疗中，这些目标是通过实际来访者之间的扮演来实现的（Greenberg & Goldman，2008；Johnson，2004）。

上述过程的进展，即以保护性愤怒为后盾慈悲地回应需求，通常会自然走向哀悼的过程（McNally et al.，2014；Pascual-Leone & Greenberg，2007）。来访者通常会继续叙述他们遇到的困难和逆境，虽然这种叙事带来了悲伤，然而，这种悲伤很少是令人不安或淹没性的；相反，观察显示，它通常有一种平静的、放手的性质，来访者的叙事方式通常表现出其与所发生的事情有一定程度的和解。在劳拉的案例中，在上述交流之后，劳拉进行了一段时间的反思，比较了她和她孩子的童年，并表示庆幸她的孩子完全不了解她在自己的童年所经历的事情。同样，虽然劳拉的悲伤和哀悼是显而易见的，但她的情绪表达比在治疗的最初阶段要平静和镇定。

EFT 中的转化性情绪通常是在与情绪上的重要他人的对话中，或是在与自我的某些部分的对话中体验到的。如果像上面的例子一样，核心痛苦感受源于与重要他人的特定关系，那么来自想象中的他人的关怀和认可就格外有力。然而，在 EFT 中，这样的对话从来不是脚本化的；相反，治疗师会检查来访者自发的情绪体验和对这种体验的表达。也就是说，在这个阶段，EFT 治疗师确实有意促进想象中的对话并寻求促进特定的过程，这一点应该很明显。例如，治疗师通过帮助来访者在另一把椅子上见证他们自己所触及和表达的痛苦，积极探寻慈悲；通过强调来访者从他人（现在被想象坐在另一把椅子上）那里遭受的虐待，鼓励来访者生发保护性愤怒；或者通过使用矛盾的干预措施探寻来访者的韧性。例如，治疗师可能会指导一名不能为自己挺身而出的来访者说："那么告诉他'我将永远是你的奴隶'。"治疗师这样做是希望激励来访者拒绝这种征服，并且能够为自己而战："我不想成为你的奴隶，我不会成为你的奴隶。"

临床经验表明，随着治疗的进展，那些在现实中与重要他人同时有消极和积极互动的来访者往往会在想象对话的后期阶段感觉到对方积极的一面。这通常发生在核心伤害被充分表达、未满足的需求被阐明之后（Greenberg & Malcolm，2002）。似乎许多来访者可以表现出想象中重要他人的慈悲、保护和认可。休斯等人（Hughes et al.，2014）的小型研究表明，在这方面，一连串的对话可能是决定性的，而想象中（记忆中）的重要他人的"软化"可能不是在第一次对话中，而是在后来的对话中出现。例如，在上面引用的对话片段中，劳拉没有能力从她想象中的母亲那里获得慈悲反应。在另一把椅子上，劳拉想象中的母亲仍然不屑一顾，毫无反应。因此，治疗师要求劳拉以她现在的成年自我对她年幼的、弱小的、受伤的自我做出反应（从而激发并表达出治愈劳拉的伤痛所需要的慈悲反应）。

由于 EFT 是一种体验式疗法，最重要的是体验慈悲，而不是由谁表达慈悲。从这个意义上说，来访者从哪个角色做出慈悲的反应并不那么重要。由于这个原因，劳拉在上面的对话片段中作为成年的自己所表达的慈悲与劳拉的母亲所表达的一样有效。

也就是说，当引起痛苦的对方以强大的方式被演绎出来时（如在劳拉的案例中），任何来自想象中对方的慈悲也许会在消除由对方所引发的伤害体验方面特别具有说服力（见下文蒂娜和她想象中的母亲之间的对话）。事实上，尽管在前文引用的治疗过程中劳拉没有能力这样做，但在后来的一次治疗中，她确实有能力以母亲的角色自发地表达慈悲。根据我们的观察，随着治疗的成功推进，这种情况发生的可能性会增加，这或许可以用"随着治疗的进展，来访者情绪的灵活性相应提高"来解释。在整个治疗过程中，来访者的情绪灵活性的提高是显而易见的，来访者变得更有能力对问题性体验进行更高层次的情绪处理，例如，更容易获得慈悲、保护性愤怒、解脱和被赋能的体验，且能持续更长时间（Pascual-Leone，2009）。我们的研究还表明，在成功的治疗中，来访者会越来越少地感到崩溃和全面痛苦，他们越来越能忍受核心痛苦，越来越容易触及慈悲和保护性愤怒（Crowley et al.，2013；Dillon et al.，2014；Keogh et al.，2013；McNally et al.，2014；Pascual-Leone & Greenberg，2007；Pascual-Leone，2009）。

在下面的对话案例中，来访者与想象中的重要他人进行了修复性的对话。这是蒂娜和她母亲之间的第四次对话的片段。蒂娜的母亲在几个月前去世，蒂娜与她的关系非常不好。童年时，蒂娜的母亲经常贬低她，不给她任何关爱。她的母亲从未对她表达过任何积极或温暖的情感。在前三次对话中，蒂娜扮演的想象中的母亲没有能力表达任何软化；相反，蒂娜作为她想象中的母亲，对自己所表达的脆弱做出了轻蔑的回应（"你要的太多了，你太软弱"）。以下对话片段来自第13次治疗。治疗进展顺利，因此，蒂娜报告，她的生活目前进展顺利。在这次治疗中，她回忆说，当她在母亲去世前不久去看望瘫痪的母亲时，她可以从母亲的眼中看到无助，也看到母亲有一种希望与她联结的愿望。她甚至有一种感觉，她的母亲曾试图说自己爱她。以下是第13次治疗中蒂娜和她想象中的母亲之间的对话片段。[1]

治疗师：如果你想象关于她（来访者的母亲）的画面，什么画面会出现
在脑海里，是她年老的时候还是以前的时候或……

蒂　娜：现在想到的画面是，她只是躺在医院的病床上，以前如此专横
的她现在却如此无助。（我）看到她把她的手给我，看着我，她
不想我走。

治疗师：好的，如果你想象她在那里，你能感觉到心中那个结吗？

蒂　娜：是的。

治疗师：那么如果你说话，是的，你想对她说什么，或者你在想什么？

蒂　娜：我有点……我看着她的表情，她恳求着我，在某种程度上，我
觉得有罪，我不能让她离开这里，我没有为她做点事……
　　………………

蒂　娜：很无助，在医院你看起来好像真的关心我，也许你确实在关心
我，但是，我很伤心，你已经躺在病床上，即将赴死，对我来
说已经太迟了。

治疗师：……好的，如果你现在是她，是的（示意来访者换椅子，坐在想
象中的母亲的椅子上），你是你的妈妈，你看到蒂娜，是的，在

---

① 　本对话的一部分曾出现在《见证来访者在心理治疗中的情绪变化：一个 EFT 治疗师提供治疗的经
验》中。资料来源：Timulak, L. *Journal of Clinical Psychology*，70，741-752. © 2014 John Wiley &
Sons doi：10.1002/jclp.22109

那里，你会对她说什么？你想对蒂娜说什么？

蒂　娜：（扮演她想象中的母亲）我爱你。你知道我真的，你不……

治疗师：是的，你能感觉到那种爱吗？（治疗师希望来访者能细细回味这种感觉）

蒂　娜：（仍然扮演她想象中的母亲）是的……我知道，我知道我对你做错了。我知道，我知道我在很多方面都对你做错了，但你知道我真的爱你，不是吗？

治疗师：是的，所以这就像"我真的对我之前的所作所为感到很抱歉"。

蒂　娜：是的，我真的对我和你在一起时对待你的方式感到抱歉。（来访者以母亲的口吻说）只是，这就是我的感觉。她会的，最终她会那样的。（来访者对治疗师的回应做详细阐述，这表明她完全沉浸在慈悲的体验中）

治疗师：**所以我真的爱你，我很抱歉，有些事……是的，我很想和你在一起，是的，我很抱歉，对我做的或没做的一切，是的，为我们错过的一些事情。**（治疗师以来访者母亲的口吻说）

蒂　娜：是的，是的，是的。

治疗师：正是这种悲伤，是的，爱在某种程度上产生了。

蒂　娜：嗯，是的。她像……妈妈的伤心，像我一样，我很伤心，她很伤心。但我让你伤心了，蒂娜……（以母亲的口吻）

治疗师：是的，所以"我觉得很糟糕"，是吧？

蒂　娜：是的，我想在死前把它纠正。（以母亲的口吻）因为你知道，她知道她就是快要死了。

治疗师：所以这几乎就像在说"原谅我"似的？

蒂　娜：不要，别离开我……不要离开我，你知道我爱你，你知道你很
　　　　特别，你是，你知道你是我生活中重要的事情。（以母亲的口吻）

治疗师：是的，过来这边，是的。（治疗师示意来访者换椅子）听到这些
　　　　感觉怎么样？

蒂　娜：（在体验者的椅子上）是的，很好。你知道，事实上我现在并不
　　　　感到焦虑了。

治疗师：好的，你能接纳它们吗？类似这些："我爱你，对不起，原谅
　　　　我""是的，我应该以不同的方式做事，我错过了你，是的，我
　　　　为你骄傲"。

蒂　娜：我觉得你，妈妈，有点像一个控制狂，你，我真的认为你是一
　　　　个……你表现得像……你是我的妈妈，但你看起来总是有点嫉
　　　　妒我拥有的东西。你从没想过有人能配得上我，你似乎并不喜
　　　　欢我，但是没有人是完美的。

治疗师：是的，好的。这就好像"你也有你的问题"，还是什么？

蒂　娜：是的……我看到你的问题了。

治疗师：好的，她是在说"原谅我"，对吗？你感觉怎么样？

蒂　娜：嗯，是的，当然，我当然原谅你。

治疗师：你能吗？（治疗师正在检查这个表达是否真实）

蒂　娜：是的，啊，是的。

治疗师：你能对她说吗？

蒂　娜：我可以原谅你，我当然可以。

治疗师：好的。所以，这就像……"我完全意识到所有这些过错，但我现在可以暂时把它放在一边"之类的。

蒂　娜：我可以接受它。我知道，也许你自己生活中发生的事情让你成为像你所知道的那样。

治疗师：所以这好像"很遗憾事已如此"，是的，但它……

蒂　娜：她会给你买东西，给你买……但是不友好，你知道那种方式吗？

治疗师：但是这就像"我现在没有必要反对你，即使我完全意识到这一点"，是的，"我不会"……

蒂　娜：我根本不需要。

治疗师：……忘了它，但我现在不需要惩罚你。

蒂　娜：没错，但我确实希望你对你的外孙们好一点，因为你甚至有点讨厌，你甚至有几次对他们做了很讨厌的事情。你对他们做了同样的事，就像你对我做的一样……

治疗师：所以你也错过了（与他们相处的机会），是的。

蒂　娜：是的，那是你的损失，因为你错过了，你知道。

　　　　（最后几句话显示了在慈悲被表达和接纳之后经常被观察到的哀悼和悲伤）

在与自我的想象对话中转化情绪痛苦

正如第 5 章关于个案概念化的论述（见图 5–1），来访者对核心痛苦触发事件的体验与其应对这些触发因素的努力密切相关（例如，在面对触发事件时变得更加强大；或者对它们有一些控制）。通常，这种自我保护的努力会以消极的、敌对的自我对待的形式出现：敦促自我坚强起来，变得更加警惕、更加聪明、更加努力工作，等等。这种自我对待的底线几乎不可避免的是自责和自我拒绝，例如，"如果我与之前不同，那么我就不会被这些情况所困扰，或者我就不会遇到这些情况"。在第 6 章中，我展示了自我对话是如何被用来触及核心痛苦情绪体验的，通常主要是羞耻感和无价值感。在这里，我将集中讨论如何转化这种被触及的核心痛苦，特别是在双椅自我体验式对话中转化是如何发生的。

在自我对话中（在传统 EFT 中，被称为自我批评对话；Greenberg et al.，1993；Elliott et al.，2004；Greenberg，1979，1980，1983；Greenberg & Dompierre，1981；Greenberg & Higgins，1980；Greenberg & Webster，1982），当在来访者的自我探索和对于不愉快经历的叙述中出现了相应标记，来访者将被要求开展自我批评（或自我拒绝、自我评判）对话。

这种批评的表现形式是，来访者坐在另一把椅子上（EFT 文献称之为批评者的椅子），表达对想象中坐在来访者原来的椅子上（被称为体验者的椅子）的自我的批评。对话的目的是激活核心痛苦（详见第 6 章）。一旦核心痛苦被激活（例如，对自己的不足感到羞耻），治疗师总是帮助来访者在体验者的椅子上首先意识到痛苦的感觉，然后命名痛苦，最后向批评者表达痛苦（Greenberg，2002）。随着痛苦的展开和分化，治疗师要求来访者关注痛苦的感觉，并看到这种感觉需要什么，换句话说，来访者想要从给予批评的那部分自我得到什么。通常，体验者对批评者所表达的需求包括从批评中解脱出来，或者是被批评者接受而不是被批评者评判。

一旦痛苦被触及、区分和表达，未满足的需求被阐明，转化的工作就开始了。首先，治疗师要求来访者坐回批评者的椅子上，见证体验者椅子上的自我所表达的痛苦和未满足的需求。治疗师指导来访者看到自己在体验者椅子上所表达的撕心裂肺的痛苦和未满足的需求。在日常生活中自我关怀能力高的来访者在这里往往表现出软化的迹象。他们被痛苦所打动，并试图以关怀的方式做出回应，例如，"我在这里支持你，我理解你，我不希望你感到被贬低"，等等。然而，更典型的情况是，患有焦虑障碍、抑郁障碍或有创伤的来访者在日常生活中更难以自我补偿，因此，在这个阶段的任务中，他们往往无法被体验者椅子上的自我所表达的痛苦和未满足的需求所感动。虽然有时这些来访者可能会表现出部分软化的迹象，但更典型的情况是他们不接受（体验者椅子上的自我）所表达的脆弱性，而是升级自我攻击，指责自己软弱、无能。

这种反应往往有助于突出批评者的功能。虽然是自我攻击，但来访者自我中的批评者这样做的目的很明确，就是要让自己更有价值，无论是在此时此刻，还是治疗结束后的未来（例如，"如果我惩罚你，你下次可以更坚强"，或者"你理应受到惩罚和得不到回应"）。临床经验表明，如此自我评判的来访者往往是由于受到权威的重要他人的消极对待而变成这样的，他们渴望得到爱。在某些情况下，没有感受到重要他人关爱的来访者转而责备自己，把（感知到的）对方无爱的对待归咎于自己。有些来访者似乎是出于一种担忧才这样对待自己——如果他们对自我的立场软化，那么这个自我就会变得更加无能、可耻、软弱；换句话说，批评立场的软化可能会导致自我放弃努力，从而无法满足批评者（或许还有内隐的重要他人）的苛刻标准。经常出现的情况是，来访者希望批评者的攻击升级，以阻止自己在体验者椅子上表现出脆弱。治疗师在这种升级中的作用是强调消极自我对待的功能，并帮助来访者意识到这些功能。例如，治疗师会说："这就像我必须惩罚你，否则……否则会发生什么？"

当消极对待升级后，来访者被要求更换椅子，并再次坐在体验者的椅子上。这个阶段，通常与前面提到的与重要他人进行空椅对话的过程非常相似。当被问及他对这种攻击／批评性对待的感受时，来访者通常要么陷入全面痛苦，表达出认命、无望和无助（例如，"我永远不会被接受"），要么开始为自己挺身而出，体验并最终表达出保护性愤怒（例如，"我不应该被这样对待，我有价值"）。如果来访者有抑郁障碍、焦虑障碍和／或复杂的创伤史，这种保护性愤怒往往不那么容易获得，在这个阶段更典型的情况是这类来访者会陷入全面痛苦之中。治疗师的作用是对来访者的崩溃产生共情，帮助其区分感受到的痛苦，并展开由于批评者的攻击升级而引起的内在伤害。

治疗师在这里要做两件事。首先，尝试帮助来访者提炼和阐明这种攻击对自我造成的丧失感。这种丧失感通常是一种无价值感、孤立感或羞耻感，以及相应的想要退缩和隐藏自己的行动倾向。其次，治疗师尝试培养这样一种感觉，即这种消极对待是特别严苛的，违逆了来访者对被承认、被接受、被认可、被爱和被尊重的自然需求。因此，治疗师向来访者传达一种信念，即他有一种价值被批评者否认／贬低／抹杀了。在强调这种自我对待的严苛性时，治疗师希望能自发地触发／唤起来访者的正当和合理的自卫。

随着对痛苦的脆弱性的不断探索，治疗师要求来访者坐在批评者的椅子上，见证进一步展开的痛苦经历，并注意他对脆弱的自我的感觉。随着对话的进展，妨碍批评者软化的障碍得以显现（例如，"如果我的态度软化，那么你会更有问题，因为不会有任何东西让你变得更坚强""你只会变得越来越脆弱和可耻"），此时来访者通常会变得更能够软化和自我关怀。治疗师需要观察这种软化和慈悲的迹象，并培养来访者的这些新生能力。有时，软化姿态表现在来访者不那么挑剔的表现上。在这种情况下，治疗师需要探索来访者内心对于自我在体验者椅子上所表达的脆弱感的感受。如果来访者在批评者的椅子上有任何慈悲的迹象，治疗师必须强调这种新生慈悲的细微差别，以及来访者对这种慈悲的感觉如何。一旦慈悲被表达出来，就请来访者坐回体验者的椅子上，并请他注意接纳这种慈悲的感觉。同样，通常情况下，来访者可能很难接纳慈悲，这时，治疗师可以鼓励来访者多尝试，努力让慈悲进入自己的内心。

从另一个角度看，如果来访者自我中的批评者在触及自我关怀时表达出进一步的批评或犹豫，那么这也为来访者在体验者椅子上产生保护性愤怒打下了良好基础。因此，当坐在批评者椅子上的来访者表现得很严厉或对表现出任何慈悲而感到犹豫不决时，治疗师会要求来访者坐回体验者椅子上，看看他是否会允许自我中的批评者支配在体验者椅子上的自我。有时，治疗师必须夸大戏剧性，以激起保护性愤怒。如果在体验者椅子上的来访者不能找到力量为自我挺身而出，治疗师会悖论式地要求来访者告诉他的批评者："从现在起，我将永远是你的奴隶。"来访者对这种干预的反应通常是说"我不能说"之类的话。然后，治疗师可以利用这个机会，鼓励来访者表达保护性愤怒。例如，治疗师会问："你想成为他的奴隶吗？"来访者很可能会对这样的问题说"不"。然后，治疗师会建议来访者向批评者申明："告诉他（她）'我不想成为你的奴隶'。"当来访者这样说时，治疗师可以问来访者"当你说出这句话时，感觉如何"，从而促进来访者注意并体会站出来保护自己的感受（关于如何克服产生保护性愤怒的困难，见第8章）。

产生和接受慈悲，以及生发保护性愤怒，是转化与消极自我对待相关的核心情绪痛苦的基石。同样，和人际对话一样，自我对话的目标是建立情绪的韧性和灵活性

（Pascual-Leone，2009），使来访者不仅会自我评判或自我拒绝，还可以做到自我关怀和坚定自信地自我保护。

　　在下面的对话片段中，可以看到一个转化性的自我对话的例子，这是从治疗后期的对话中摘录的 [①]。来访者劳拉已经进行了多次自我对话。然而，直到现在，她还不能对自己的脆弱部分表示慈悲，也不能坚定地保护自己的脆弱部分免受严厉的批评。但是，她能够在空椅对话中触及并表达慈悲，其中包括她与像母亲这样的重要他人的对话，她与自己母亲的关系特别困难。在这段对话中，来访者表达了当她评判和谴责自己时，她感到多么脆弱。治疗师启动了一个双椅自我对话，并要求来访者扮演她自我中的批评者。在批评者的椅子上，来访者指责在体验者椅子上的自己是弱者。下面的对话片段是来访者受到第一次攻击后的交流，从治疗师与体验者椅子上的来访者探讨面对批评者自我的指责和攻击的感觉开始。

　　治疗师：（对体验者椅子上的来访者说）……对你脆弱的自我来说，当你
　　　　　　觉得软弱与羞耻的时候，你是什么感觉？"我感觉……"什么？
　　劳　拉：我觉得我像一个孩子……我感觉我不应该……我不应该在这儿。
　　治疗师："我应该消失"，是吗？
　　劳　拉：是的。因为我处理不好很多事情。
　　　　　　…………

①　这段对话的一部分曾出现在《见证来访者在心理治疗中的情绪变化：一个 EFT 治疗师提供治疗的经验》中。Timulak，L. *Journal of Clinical Psychology*，*70*，741–752. ©2014 John Wiley and Sons doi：10.1002/jclp.22109。

劳　拉：（对批评者椅子说）她确实，她确实有权（批评我）。

治疗师：好的，告诉她，好吗？"感觉你有权批评我。"（治疗师鼓励来访者不同部分自我之间直接的表达）

劳　拉：你有权……是的。因为我确实是软弱的，因为我让自己沦落到此……所以她有（对治疗师说）……她有权批评我，她有权……

治疗师："你有权"……这是你的感觉，是吗？

劳　拉：是的……因为没有……没有你，我不会反思我自己。我不会的。

治疗师：好的，好的。你可以过来吗？（要求来访者坐到批评者椅子上）当你看到她这样，你觉得你想要做出更多的评判……或者更严厉吗？对于她的脆弱感……［治疗师试图通过强调来访者的脆弱感和强调她自我批评的部分，来激起她的自我关怀。EFT双椅技术中的自我批评工作模型假设，这个步骤能够激发来访者的内在羞耻部分向批评者部分的自我表达需求（Elliot et al., 2004）。表达需求可以有力地引发、激起自我关怀。在治疗中，这个步骤有时会稍后出现］

劳　拉：是的。（来访者仍旧是不原谅和严厉的）

治疗师：好的。试试看。

劳　拉：看看你。（语含轻蔑）

治疗师：嗯。

劳　拉：你又哭了……你不行……你真的……

治疗师：是的。**你即将崩溃了？**

劳　拉：……你不行，所以我不会走的。（不会停止批评）

　　治疗师：是的，是的。**我将会这样对待你。**它从何而来？我的意思是，
　　　　　　你记得你是什么时候开始这样对待自己或他人的吗？以这种轻
　　　　　　蔑的态度？（治疗师探讨消极自我对待的作用和根源。如果治
　　　　　　疗师想要聚焦在功能上，他可以这样问："你如此严厉地对待
　　　　　　她，可以让你得到什么？"）
　　劳　拉：长大过程中。如果你完成不了某件事，他们会说"走开，我们
　　　　　　自己来做"……来自我的兄弟姐妹和……学校里的老师还有我
　　　　　　妈妈。

　　有时，就像这位来访者的情况一样，那些在面对自我批评时很难挺身而出的来访
者可能有能力在面对其他人时保护自己。因此，在这一点上，治疗师决定在劳拉和
她想象中的表哥之间发起一场想象中的对话。在这个对话过程中，来访者的感受也不
好；然而，尽管她很害怕她的表哥，但她获得了保护性愤怒和为自我挺身而出的能力。
治疗师希望劳拉利用为自己挺身而出的能力，将自我的坚定自信部分指向其自我的批
评者。

　　治疗师：好的。告诉他（想象表哥坐在另一把椅子上）"我应该无视你"，
　　　　　　对吗？
　　劳　拉：我应该……我应该无视你。
　　治疗师：好的。

劳　拉：对的。我恨你。我怨恨你做的事。

治疗师：但是即使在这里，当你描绘他给你那个命令时……（表哥以一种羞辱的方式要求她帮他拿东西）

劳　拉：他冲我吼……他认为他可以这么做。他确实可以，因为他就是那么做了。但是……

治疗师：但是他不能那么做，对吗？这不对。告诉他，好吗？就当他现在就在这儿，好吗？**这样做不对。**

劳　拉：这样做不对。

治疗师：是的。当你说这些时你是什么感觉？

劳　拉：我坐在这儿这样说，感觉自己很强大。

治疗师：好的。但是你知道，这是恐惧的反面，对吗？（来访者本身是很恐惧表哥的）

治疗师：是的。**我不应该被你贬低和如此对待。**

劳　拉：我不，我不应该。不。

治疗师：是的。但是，好像你却会自我批评，对吗？我知道长期以来你被很多人批评，对吗？你在某种程度上陷入了羞耻的、脆弱的、软弱的自我之中……你没有为你自己挺身而出，就像你说的"我不应该被如此对待"，对吗？即使那种轻蔑（自我轻蔑）是不合理的。它非常强大。

劳　拉：是的，是的。

治疗师：来这儿，成为批评者。你再来做一遍。我们来看看你能不能为自己挺身而出。再次批评她（体验者椅子上的自我），好吗？看看这样做会怎么样，好吗？

劳　拉：（在批评者椅子上对体验者椅子上的自我说）你错了。

治疗师：**你错了**。是的。**你太软弱了**？

劳　拉：你错了。你……

治疗师："你太弱小了，太幼稚了"，是吗？

劳　拉：是的。太幼稚了。你……你有时就像一个小孩子一样行事，那
　　　　很可笑……

治疗师：是的。是的。这就像是"我永远都会在你旁边，评判你，确保
　　　　你感觉自己很糟，因为你永远都不能做成事"，是吗？"我永远
　　　　都比你强"，是吗？（治疗师强调批评者的强大）

　　　　…………

治疗师：**我是强大的那个**。（治疗师以批评者的身份说话，强调破坏力量）

劳　拉：我是强大的那个。你在我面前永远抬不起头来。我是强大的
　　　　那个。

治疗师：好的。再次告诉她："我是强者，你要听我的。"

劳　拉：我……你依旧软弱。

治疗师：（示意来访者坐到体验者椅子上）好的。"我是强大的那个，你
　　　　什么都不是"，是吗？你对此的反应是什么？

劳　拉：（从体验者椅子上对批评者说）你是对的。（劳拉再次崩溃了，
　　　　面对批评放弃反抗了）

治疗师：对。**所以我总是非常焦虑。面对你的时候我只能崩溃**。告诉她，
　　　　告诉她，好吗？告诉那边的那个声音："当我面对你的时候，我

只能崩溃。"（治疗师保持接近和尊重劳拉的体验，即使这种体验并不具有适应性）

劳　拉：我总是崩溃。

治疗师：是的。但是现在……现在怎样？你想在面对这些的时候崩溃吗？（治疗师指出来访者可能希望事态被掌控在自己能力范围内，以此激发保护性愤怒）

劳　拉：我不想崩溃，我……我不想……（劳拉开始为自己挺身而出了）

治疗师：是的。

劳　拉：……我不想感觉自己像一个小孩。我不想有这样的感觉……

治疗师：是的。好的。告诉她。（治疗师促发保护性愤怒的表达）

劳　拉：我不想总是脆弱无能；我不想……再这样事后批评自己。我想要……

治疗师：好的。所以如果她说……她说"你一无是处，我才是强大的那个"，你会对她说什么呢？如何回应？（治疗师使用干预来看看劳拉是否能够拿回对自己的主动权和掌控力，是否能够反抗批评）

劳　拉：你确实是强大的，但我想要的是另一种强大。我想要的是作为一个人被他人看见的力量，而不想总是做陪衬，不想成为受气包。

治疗师：是的。**我想要被人尊重地对待。**说出来。（治疗师共情地强调了来访者表态的要点。来访者的说法不仅仅是在给自己赋能，还在提升自尊感）

劳　拉：我想要被尊重地对待。（她值得如此）

治疗师：是的。

劳　拉：作为一个……足够成熟的成年人。

治疗师：是的。**我是一个足够成熟的成年人了。告诉她。**（治疗师提升来
　　　　访者对正在触及的坚定立场的掌控感）

劳　拉：我是一个成年人了。（这是一个清楚的、保护性的、有明确边界
　　　　的愤怒的表达。这不是攻击性的表达，而是传递着一种拥有自
　　　　我价值的力量）

治疗师：是的。你是一个成年人了。（治疗师肯定了劳拉）

劳　拉：我是……我是一个成年人。

治疗师：你是，对吗？（进一步肯定）

劳　拉：唔。

治疗师：你是一个足够成熟的成年人。是吗？

劳　拉：是的。

治疗师：告诉她，好吗？

劳　拉：我是一个成年人，一个足够成熟的成年人……我不认为我还要
　　　　被评判为孩子。

治疗师：是的，"我可以不再让他人插手干预我"，是吗？（治疗师想要
　　　　进一步巩固出现的保护性愤怒和被赋能感）

劳　拉：我可以。

治疗师：所以"我也可以面对你了"，是吗？

劳　拉：是的。

（一小会儿之后，劳拉甚至更进一步，表达了对自己的信任和自尊）

劳　拉：我知道我做了些什么……

治疗师：好的。那么告诉她，好吗？**我知道我做了一些正确的事。**

劳　拉：我知道有些事我做得对。我知道……我已经尽我所能了。

以上对话片段中的来访者能够面对她的自我批评，这是情绪转化过程的重要组成部分。同样重要的是，来访者可以和负面的自我评判所造成的痛苦联结。事实上，在这场转化性的自我对话中，劳拉说，即使她的自我对待（自我评判）是消极的，也是出于一种关心和自我保护。

劳　拉：（回到了批评者椅子上）是我帮助你做到的。（现在以一种柔和的声音说）

治疗师：好的。

劳　拉：是我在为你抗争。

治疗师：嗯。

劳　拉：是我让你拥有了那种力量。

治疗师：嗯。

劳　拉：但是现在……是我让你在多年前拥有应对的力量。但是现在……现在是我试着重建你的力量。

治疗师：是的。我知道，我知道。我知道你说的是什么。这就像是说，

"我以轻蔑的样貌出现，但是我只是为了使你更强大"，是吗？

"我试着让你更强"，是吗？所以事实上是"我在意你"。

劳　拉：是的。

治疗师：虽然以这样一种有点奇怪的方式。

劳　拉：我……我在意你，因为如果我不逼你，如果我不批评你……

治疗师：是的。

劳　拉：没有其他人会帮你……

　　这一对话继续下去，劳拉坐在体验者椅子上向其自我中的批评者表达，如果她是为了提供帮助，那么必须换一种方式来表达这种关心了。

在整个治疗过程中嵌入转化性工作

　　对核心痛苦体验中所包含的未满足的需求做出慈悲的反应，以及有力地主张一个人拥有需求被满足的权利，都是能直接治愈核心痛苦的体验，特别是当慈悲和主张来自来访者自己的时候，更是如此。

　　因此，重要的是治疗师要引导来访者保持这些体验，仔细回味它们，并对它们进行反思。尽管 EFT 的典型做法是，让转化工作主要发生在来访者与那些最初引发痛苦经历的他人或自我部分进行的生动的体验性想象对话中，但这种转化工作也应被坚定地嵌入治疗师的整体治疗策略中。这种策略假定，在转化工作之前需要先进行聚焦，展开并区分来访者的核心痛苦，而且这种共情性工作是在以治疗师的慈悲和认可性在场为特征的治疗关系中进行的。

治疗师可以鼓励来访者在治疗室之外的生活中考虑采取行动，从而强化这些治疗中的体验，巩固转化体验的影响。因此，在实际的转化工作之后，不仅要对治疗中的转化体验进行反思，还要对这种转化体验在来访者整体生活中的策略地位进行反思。因此，转化体验通过在治疗之外的现实世界中的行动得到反映和巩固。与其他疗法一样，EFT 可以利用向来访者提供家庭作业的办法（Greenberg & Warwar，2006）。EFT 中的家庭作业通常集中在扩大来访者对自我功能或行动的认识上，以巩固其在治疗中获得的情绪灵活性或韧性。例如，在进行上述案例中的治疗工作之后，下一步的工作可能是探讨如何在治疗之外的生活中支持来访者新出现的自我保护姿态。同样，如果来访者在治疗过程中有过被爱、被接纳或自我保护的体验，以及拥有这种积极体验的权利感，那么治疗就可以集中在实际方法上，让来访者在治疗之外的生活中也得到类似的适应性体验支持。

治疗师也可以使用心理教育（所谓的"热教学"；Greenberg，2002）在治疗过程中建立起情绪体验。例如，治疗师在向来访者解释 EFT 理论部分内容的时候，可用治疗中刚刚发生的事情来说明这一点。治疗师可以向来访者解释其是如何回避情绪痛苦的，以及这种回避是如何导致这种痛苦无法得到处理的。治疗师可以解释慈悲和保护性愤怒是如何消除难以忍受的痛苦体验的，等等。治疗师可以鼓励来访者反思所有情绪基模的动态（见图 5-1），例如，触发事件的作用、消极的自我对待、情绪和行为回避、核心痛苦、未满足的需求，以及慈悲和保护性愤怒的重要性。反思的重点可能是导致问题基模发展的过去经历，也可能是当前的情绪功能。最终，治疗师要努力促进来访者构建一个连贯的、真实的个人叙事以巩固情绪处理的治疗工作（Angus & Greenberg，2011）。

在情绪层面上，体验性的工作表明（Dillon et al.，2014；Pascual-Leone & Greenberg，2007；Pascual-Leone，2009；McNally et al.，2014），对受伤的自我和未满足的需求的慈悲反应，以及支持这些需求的保护性愤怒，可以发展出对当前及过去伤害的哀悼，而那些伤害中体现着以核心情绪痛苦为中心的非适应性情绪基模。这种哀悼是对与羞耻、孤独和恐惧相关体验的哀悼，但却是一个更高层次的情绪过程，它与全面痛苦带来的难以忍受的痛苦和核心痛苦带来的极端痛苦明显不同，因为它既是受控的，又带着某种释怀的特点。来访者自发地叙述他受到的伤害；然而，虽然他很悲伤，但这种悲伤并不是消耗性的，而是以对这些痛苦的记忆感到释怀为特征。在这一点上，治疗师只是一个共情的、理解的、有兴趣的和积极投入的见证者，他看到、听到并承认来访者所经历的一切。因此，时间可以自然而然地花在反思和重新叙述这些困难的记忆上，这允许来访者以建立连贯的个人叙事的方式理解自己的生活故事（Angus & Greenberg，2011）。

在核心情绪痛苦的转化工作之后，不仅有对情绪基模（及对其转化工作）的反思、叙事化过程和哀悼，而且通常还会伴随着来访者对于能动性、赋能感和个人力量或韧性不断提高的体验。作为转化工作的结果，来访者会发现自己有了更强的成熟感和韧性，而这种成熟感和韧性来自对逆境的克服。这不仅意味着个人的力量，而且还包括对自己痛苦和他人痛苦的敏感性。总之，核心痛苦的转化和围绕核心痛苦的情绪基模的重建带来了更大的情绪灵活性、更高的情绪韧性（Pascual-Leone，2009）、真实的个人叙事的发展、自我能动性和成熟度的增长，以及情绪感知力的提高（见图 5-1）。

安的案例

在第 6 章中，我们研究了安在治疗中如何触及她的核心痛苦情绪体验（例如，她的被遗弃感和失落感，感觉不被爱，渴望得到母亲的爱）、核心痛苦中的羞耻感（"我身上的某些东西是有缺陷的，是不可爱的"），以及她认为自己得不到保护，没有足够的韧性来应对生活的感觉。一旦安对再现的人际触发因素做出回应，体验到核心痛苦情绪，并阐明这些痛苦情绪中未满足的需求，治疗师就努力对其所表达的痛苦做出慈悲的回应。治疗师通常通过以下干预措施之一来促进这一点：要求安扮演一个记忆中的回应性他人（例如，她展现了来自她丈夫和她父亲的慈悲回应）；探索安作为成年人对她受伤的幼年自我的慈悲回应；探索安扮演想象中的母亲对她作为孩子感受到的令人心碎的伤害做出的慈悲回应。

所有这些都被证明是困难的，因为安所表达出的任何脆弱性通常都会被蔑视，而其所表达的痛苦中蕴含的需求则被驳回。虽然安在扮演她想象中的父亲或丈夫时，可以对她受伤的幼年自我采取慈悲的态度，但这些反应的深度是有限的，因为安感觉到她的父亲和丈夫都不完全理解她。因此，最好的慈悲来源是安对她自己孩子的慈悲，在某些对话中，她目睹了她自己孩子的痛苦。最终，安开始有能力对一个未知的、想象中的孩子表达慈悲，他所面临的情况与安自己在童年时经历的情况相似。在治疗的最后阶段，安也能够在反复进行的空椅对话中，主要是与她想象中的母亲对话中，对她受伤的幼年自我表示慈悲。

对安来说，触及愤怒相对容易，这种愤怒来自她认为自己在童年时有权拥有她应得的东西（例如，来自一个有爱心的母亲的爱和支持），尽管她很容易陷入反应性和拒绝性的愤怒中，但她之后会为自己的感受而自责。因此，治疗师试图帮助安设定一个保护性的边界，将她的愤怒集中在她想象中的母亲的无动于衷上，例如促使她表达出诸如"我应该被照顾，不管你说什么，这只是一个事实"的陈述。然而，在这种保护性愤怒被表达之后，安体验到的往往是悲伤和崩溃，进而陷入全面痛苦。

在对她母亲的不屑一顾和无动于衷进行边界设定的同时，她也为面对令人厌烦的、侵入性的自我担忧过程建立了一个边界。最终，作为这些努力的结果，安对她所需要的东西有了更清晰的认识，对其立场有了更明确的看法，并且更坚定地站在自己的角度和自己的需要上。

安与潜在的、强烈的孤独、羞耻及与创伤相关的恐惧共处的能力，在整个治疗过程中逐渐得到发展。她逐渐变得更有能力将她的痛苦经历详细地叙述出来，并更快地确定她需要什么。安的痛苦经历不仅来自其没有回应的母亲、她的自我蔑视（在很大程度上是从母亲那里内摄的）、她自己的担忧和过度保护行为，而且还源于她或她的孩子陷入的各种情况（她很容易识别这些痛苦）。这些充满情绪的情况通常在椅子对话中表现出来，在对话中她表现出特定情况下各种角色的情绪反应。最终，安发展出一种自我关怀和保护的姿态来表达痛苦和未满足的需求。她变得有能力更迅速地恢复活力，更迅速地从全面痛苦的状态中重新组织自己，转而获得有力量的、自信的愤怒。这个过程绝不是线性发展的，而是以缓慢和痛苦的方式逐步推进的，大约经历了 20 次治疗。这个非线性的过程与帕斯夸尔 – 里昂和格林伯格（Pascual-Leone & Greenberg，2007；Pascual-Leone，2009）的观察相一致，即治疗性改变往往是一个"向前两步（进入更健康的情绪处理），向后一步"的过程。

最终，按照传统的衡量标准，这次治疗是成功的。在治疗过程中，安反馈说她有生以来第一次感到被倾听和被理解（她对治疗师说："你懂我"）。在治疗结束时，她报告内心的自信增加了，她觉得自己有能力面对她或她身边的人每天可能遇到的任何潜在困难问题。很明显，她不再对自己在与母亲的关系中所经历的忽视和虐待感到那么难过了。她能够对本应出现却没有出现在生活中的事物进行哀悼并表达悲伤，且表现出一种放手的态度，没有因此不堪重负。她发展出一种能力，允许她的孩子们拥有更多的独立性，不再需要像她以前坚持的那样随时参与他们的日常。例如，她能够允许他们自己去看病，而不是指导他们如何做或者不断地打电话询问情况。最后，她为自己找到了新的爱好（在当地社区中心为中年女性开设课程），并且不再为给自己花时间而感到自责，也不再认为这样做是自私和不好的。

第 8 章

整体治疗策略和处理治疗过程中的困难

前几章中介绍的治疗过程虽然进展良好，但情绪转化的过程也是非线性的。这意味着，在某些治疗中，情绪转化可能会比在其他治疗中进展快，同时也意味着在某些治疗中可能会出现退步。治疗师应根据来访者在治疗期间的反应和体验来指导治疗的进程。因此，对于一些来访者，治疗师会花更多的时间来建立治疗联盟并创造双方的安全感；对于另一些来访者，治疗师会更快地触及其核心痛苦并试图转化这种痛苦。治疗师的策略也不可避免地受到环境变量的影响，如与来访者会面的环境。在治疗有次数限制的情况下，治疗师的策略可能与在不限次数的情况下有所不同。

治疗策略和治疗时长

对于 EFT 应用的研究通常仅限于 20 次（或更少）的 EFT 治疗。在随机对照实验研究中，20 次代表了一个共同的上限（Timulak，2008）。在这个次数限制内开展治疗时，治疗早期的主要目标通常是建立治疗联盟。如果来访者没有相关并发症，这个过程可能需要三次治疗（Greenberg & Watson，1998）。在这段时间里，治疗师应尽量避免来访者参与旨在加速触及核心痛苦情绪体验的任务。在前三次治疗之后，一旦形成了治疗联盟，治疗师通常会使用任务标记（如在重要的人际关系中挥之不去的痛苦感觉，见 Elliott et al.，2004）来启动适当的体验性任务（例如，关于人际情感伤害的未竟事宜的对话）。如果来访者在情绪上更脆弱，或者在人际关系中退缩、怀疑或充满敌意，则治疗师需要花费更多的时间来探索什么能帮助其适应治疗。帮助这种类型的来访者有能力承受对脆弱情绪体验的聚焦是十分有必要的。重要的是要帮助来访者看到，处理这些痛苦情绪的工作是相互关联的，而且这种治疗方法是可行且有效的。在这种情况下，为了促进更好的合作，治疗师需要运用相当程度的共情来交流，保持非防御性的态度，并在询问来访者为什么不愿意投入治疗时保持开放态度。治疗师在与来访者分享这种量身定制的个案概念化时应使用对来访者有意义的语言。这也有助于在治疗中建立基于目标、任务和关系纽带的协作（Bordin，1979），因为对于这种概念化的分享可能有助于来访者更好地理解治疗师的建议和治疗计划。

在不受外部限制的治疗中（如在私人治疗中），治疗师自然有更多的空间来建构安全感和治疗焦点。在时间有限的治疗中，治疗焦点可能仅限于最紧迫的情绪问题，然而在长程治疗中治疗焦点可能会转移。因此，看起来似乎已经被解决的问题可能会退居幕后，其他问题也可能会浮现出来。新出现的问题通常与那些已经在治疗中被处理的问题相关；这是可以预期的，因为来访者的情绪基模（或情绪处理）是交织在一起的。例如，一旦来访者在与父母的复杂关系相关的情绪治疗方面取得进展，治疗焦点可能就会转移到来访者正在经历的与恋人的亲密关系相关的困难上。虽然这种新的关系不可避免地带来不同的情绪体验，但也往往与此前的经历享有共同的要素。这是因为我们的情绪基模和自我组织基于我们曾经的经历；我们的情绪记忆不可避免地塑造了我们当前的情绪处理方式。

让我们暂时回到治疗的早期阶段，并且假设治疗联盟已经建立。现在治疗师的目标集中在来访者情绪体验的核心痛苦上（见第 5 章的个案概念化）。治疗师首先通过共情探索的过程来识别这些痛苦。然后，通过体验性任务，如空椅对话和双椅对话来触及并聚焦于这些痛苦。在这些对话任务中，来访者演绎出情境下的触发事件或问题性的自我对待。这些触发事件被用来引发来访者内心的痛苦情绪体验，主要是那些最有问题的情绪，这些情绪是问题重重的、充满情感的自我组织的核心（Greenberg，2011）。治疗师需要做出判断，在一次特定的治疗中，他应该聚焦在哪个核心痛苦情绪体验上。例如，对于不愿意接受治疗的来访者，治疗师基于对来访者继续处理这些问题的意愿和对这些问题的回避程度的判断，最初可能会把注意力聚焦在威胁较小的问题上。相比之下，对于一个对触及痛苦体验持更加开放态度的来访者，治疗师可能会更快地关注其情绪体验中最痛苦的方面。

一旦核心痛苦情绪体验在治疗过程中出现，治疗师的目标就是对其进行区分，帮助来访者用语言表达这些痛苦的体验，帮助他们克服回避的冲动或摆脱被淹没的感觉，并帮助他们培养承受这些情绪体验的能力。

正如第 7 章中关于情绪转化的内容指出的，治疗师始终都在努力促进来访者对于未满足的需求（如亲密、被接纳或安全感）的表达，以及对核心痛苦和未满足的需求的疗愈性反应（即慈悲和保护性愤怒）。在治疗过程中，一旦触及核心痛苦的情绪体验，治疗师就会促进对它们的转化反应。这是治疗师在每一次治疗中都要尝试达到的目标。例如，当来访者在治疗中感到孤独、羞耻或创伤性恐惧时，治疗师不会等到下一次治疗再解决，而是尝试在当次治疗中就促进来访者体验安抚性的联结、认可和保护（或自己值得和下定决心的感觉）。

因此，原则上，治疗师在每一次治疗中都应促进来访者对核心痛苦和未满足的需求的反应，这些反应会带来自我关怀和保护性愤怒的体验。正如前几章所阐述的，这两种类型的体验是对脆弱、孤独、羞耻和恐惧等感觉的解药。对于任何来访者和任何一次治疗，治疗师都会策略性地关注这些体验中的一种或另一种，尝试促进保护性愤怒或慈悲。例如，如果来访者天生有自我关怀的能力，治疗师不妨从促进其自我关怀开始，然后帮助其回味这种自我关怀，从产生它，到表达它，最后接受它。然而，如果来访者很难触及保护性愤怒，并且害怕为自己挺身而出，治疗师的最终策略可能是更专注于促进保护性愤怒的产生、获得和表达，以及帮助来访者克服对于为自己挺身而出的恐惧。因此，虽然默认的立场是在某次治疗或治疗的某个环节中促进慈悲和保护性愤怒，但有时只需要聚焦在其中一项上。

治疗师在尝试促进来访者的自我关怀或保护性愤怒的体验时，不能强行要求来访者经历这些体验。EFT 治疗师应尊重来访者的体验，并在其"最近发展区"内工作。简单地说，治疗师不能把来访者推到来访者还未到达的地方。如果来访者无法体验自我关怀或保护性愤怒，治疗师需要回到来访者的体验并承认这种体验。治疗师会强调希望达成的体验，但也要同时承认目前来访者可能无法感受到这些体验。通常情况下，这种强调足以引起来访者的注意，因为来访者至少在某种程度上共同参与了这种希望达成的反应目标。

同样，在一个有时间限制的框架内，治疗师面临的压力可能在于需要加快工作速度，以便产生一些转化体验，例如，帮助来访者获得一些体验，让他们觉得自己有权满足自己的需求，也有权通过慈悲或保护性愤怒来满足这些需求。然而，转化性体验之所以是转化性的，恰恰就在于它们是真实和自发的，这对治疗师而言就产生了一种矛盾。治疗师处理这种看似矛盾的情况的一种方法是，鼓励来访者在体验性的想象对话中进行演绎并尝试，从而增加这种体验出现的可能性。然而，尽管治疗师做出了努力，有时间限制的治疗还是可能存在局限性。

短程治疗要求治疗师把每一次转化性体验都当成一次促进来访者在治疗室外进行自我反思和规划的机会。治疗师可以定期使用转化性体验（或治疗中任何其他显著的情绪体验）作为心理教育和 / 或合作反思的机会，与来访者合作，理解来访者有问题的情绪基模和自我组织。治疗师可以与来访者一起就如何支持有问题的情绪基模的转化布置家庭作业，让来访者在非治疗时间的日常生活中完成（Greenberg & Warwar，2006）。

在长程治疗中，显著的情绪体验有自然的流动，总是起起伏伏。对于痛苦的体验及其转化是在各种触发事件和情境下进行的，这些事件和情境通常是通过一些想象对话表现出来的。在治疗过程中，当情绪痛苦出现时，来访者会周期性地触及、演绎、体验和转化情绪痛苦。这些治疗中的过程和治疗外的实际情境穿插在一起。在实际情境下，来访者试图表现出自我关怀或自我保护的立场。来访者也会把这些尝试带回治疗过程中，并对此进行反思。

虽然长程治疗可能与有时间限制的治疗有着相同的元素，但它的重点可能更多地集中在治疗期间的情绪体验工作上，而不是心理教育。治疗室以外的情境为来访者提供了自然的机会，让他们应用从治疗中掌握的"情绪学习"。当治疗室外的事件在来访者的生活中发生后，来访者会和治疗师一起对这些事件进行反思。例如，一位来访者长期在社会环境中与难以忍受的羞耻体验做斗争（因为他在童年时期被母亲羞辱，青春期被同龄人欺负）。在短程治疗中，通过在想象对话中面对和挑战想象中的欺凌者，他可能会体验到一种被赋能感。这种体验可能发生两到三次，治疗师和来访者可以借鉴这些关键的体验来尝试和计划如何让来访者在困难的社会化情境下直接调动这种强大的自我。在长程治疗中，同一个来访者可能会在各种对话中有 10~15 次的机会体验到赋能感。此外，在较长期的治疗过程中（如一年），他在现实生活中也可能有很多机会运用这个更自信的自我部分。在现实世界中依赖这些新建立起来的自信的自我而产生的成功和挫折随后被来访者带回治疗室，在那里它们被反思和重新处理，从而让来访者建立信心，决心在现实世界中再次尝试运用自信的自我。

短程和长程治疗之间的差异不仅在于对治疗中可以完成的工作的评估（即关注哪些核心痛苦的情绪基模，以及关注的程度）、治疗目标、工作的框架性、对于心理教育、反思和规划的使用等方面，而且还在于治疗工作结束的方式。短程治疗的结束往往是由外部框架提前确定的。因此，治疗师会一直关注这个即将到来的结束。从治疗早期开始，治疗师就专注于预防治疗结束时可能出现的困难和挫折。治疗师使用合作反思和心理教育与来访者一起计划何时可以完成治疗。

与短程治疗不同，长程治疗的结束可能更多地取决于来访者自己的准备状态和独立性。因此，在治疗过程中，治疗师需要不断地与来访者共同评估其准备状态和独立性的变化。这并不是说培养来访者的独立性并非治疗的主要目标。与短程治疗一样，长程治疗的最终目标不仅是提供支持，更是建立来访者的独立性。出于这个原因，治疗师必须牢记时间持续过长的治疗可能会有潜在的不良后果这一点。治疗师和来访者之间应定期重新商量何时结束治疗，必要时（例如，在治疗走向结束时）这项工作可以作为治疗的重点。结束治疗的过程（无论是短程还是长程治疗）对有许多焦虑和回避问题的来访者特别重要，因为这些来访者可能特别害怕在没有治疗师支持的情况下独自面对危险的世界。

　　治疗策略不仅取决于治疗次数是否有限制，还取决于来访者能否触及某些情绪体验，以及能否承受这些体验，而不会陷入进一步的情绪失调状态。治疗策略也可能取决于来访者能否触及重要的转化性体验。下一节将探讨治疗师在与患有抑郁、焦虑障碍和有创伤经历的来访者工作时可能出现的一些常见陷阱，并提出一些可能的策略来解决治疗过程中的障碍。

与情绪失控的来访者合作

　　有些来访者在接受治疗时会非常痛苦，充满（继发性的）痛苦情绪，如失望、绝望和无助。对于这些来访者，这种巨大的全面痛苦在治疗内外都是无处不在的。这些来访者可能控制不住地哭泣，可能无法用连贯的叙述来表达他们的痛苦。换句话说，虽然他们的情绪唤起度可能很高（Warwar & Greenberg，1999），但痛苦体验中隐含意义的表达却可能没有分化。这可能是来访者呈现痛苦的常见方式；当来访者聚焦于特别痛苦的事情时，他可能会崩溃。

　　当处理这种类型的情绪困扰时，治疗师必须首先尝试帮助来访者能够与痛苦情绪共处而不被它们淹没。这可以从几个方面进行尝试。例如，治疗师的共情本身可能是具有镇静和情绪调节效果的。特别是通过持续聚焦于命名和用语言明晰体验，治疗师可以帮助来访者将一种淹没性的缺乏意义的体验变得更清晰、更容易理解、更连贯，因而也更受控制（Lieberman et al.，2007）。治疗师也可以明确地指导来访者与淹没性的体验保持一段距离，例如，在治疗中平静地呼吸。在治疗过程之外，治疗师可能会建议来访者进行能使人冷静的活动，如去散步。

EFT 治疗师还使用特定的任务（或技术）来帮助来访者调节淹没性的情绪体验，并与之保持一定的距离。这项被称为空间清理的任务是基于简德林（1996）的工作发展出来的，并在其他 EFT 研究中得以详细描述（Elliott et al., 2004）。在这个任务中，治疗师首先要求来访者注意身体的中间部位（来访者通常会在那里体验到最令人不安的情绪）。然后，来访者根据指示给这种感觉贴标签（例如，"感到被拒绝"）。这一标签还应提及在环境中引起这种感觉的知觉因素或触发事件（例如，"我感到被他拒绝"）。最后，来访者根据指示展开想象，把这种被命名的令人不安的感觉放在离他自己有一段距离的地方，例如，在自我旁边、在房间的角落里、在一个盒子里、在房间外面，等等。像这样在想象中把这种感觉放在一边后，来访者被指示再次注意身体的中间部位，看看现在内心的感觉是什么样的。上述练习通常会使来访者的感觉发生一些变化。来访者可能报告痛苦情绪得到一些缓解，或者他们可能暂时报告不安感更严重了。这样一个"集中注意－命名感觉（及触发事件）－想象将其放到一边"的过程将一直被重复，直到来访者的症状有显著的缓解。

一些来访者可能很难在想象中把被命名的感觉放到一边，部分原因是他们可能会看到这种感觉的一些好处。例如，某种焦虑（例如，"我必须为攻击做好准备"）可能被来访者视为具有功能性，因为它让来访者为潜在的灾难做好准备。因此，来访者可能会拒绝从这种感觉中寻求解脱。在这种情况下，治疗师会指导来访者想象把这种令人不安的感觉放在一边，但限于伸手可及的范围内，而且只是一段时间，并非永远。当来访者确信这种感觉是触手可及的，可以随意或根据需要触及时，治疗师就会问："即使只有那么一点点距离，你的感觉是什么样的？"（事实上，令人不安的感觉很可能很快就会回来，仅仅因为来访者想起了与这些感觉相关的问题。）在某些情况下，不习惯使用想象力的来访者可能会难以理解这项任务背后的概念。在这种情况下，治疗师必须努力尝试以美化想象中的画面，例如，提供各种建议，说明来访者如何在他的想象中推开令人不安的感觉（例如，想象风正在把它吹走）。实际上，在这些情况下，治疗师必须帮助来访者建立其想象力。

以下对话片段来自来访者凯瑟琳在一个空间清理任务中的简短对话。凯瑟琳有严重的焦虑，她很痛苦，以至于不能完全投入在治疗中。

治疗师：这就像一个创伤性的、复杂的情况，你必须分类……

凯瑟琳：嗯。

治疗师：所以你完全被唤醒了，准备将它或其他什么整理归类。

凯瑟琳：嗯。或者在后面……甚至在我的脑海后面……我只想继续走
　　　　下去。

治疗师：是的。因为你太激动了，太焦虑不安了。

凯瑟琳：是的。

治疗师：好的。所以你说的就是在这儿，是吗？（指着身体的中央）

凯瑟琳：是的。

治疗师：请你给它贴上标签，好吗？不只是一件事，对吗？就像"你必
　　　　须做所有这些事情"或者，或者也许只是"我需要走下去"或
　　　　别的什么。因为听起来你有太多的问题要处理，是吗？那其中
　　　　有些什么？（治疗师正试图分化引发焦虑的不同触发事件和各
　　　　自对应的感觉，因为同时面对多个问题让来访者情绪崩溃）**我
　　　　必须这样做。我不得不……**那它们当中有什么？你现在想到的

最大的问题是什么？就像这种感觉……

凯瑟琳：丈夫走了。（来访者正在命名一个触发焦虑的事件）

治疗师：好的。所以就像……它带来了什么？丈夫的离开意味着"这一
切都得靠我了"，还是什么？或者是不太安全？（治疗师试图帮
助来访者说出与触发事件"丈夫离开"相关的感觉）

凯瑟琳：只是他不在那里了。

治疗师：好的。

凯瑟琳：只是他不在那里了。

治疗师：好的。**如果我需要的话**，是的，或者……

凯瑟琳：我……只是他不在那里了。

…………

治疗师：好的。好的。但这就好像"我的平静被打扰了，因为我的日常
生活中缺少了一些东西"。

凯瑟琳：嗯。

治疗师：**它是我所依赖的或者它是所有事情的一部分。**

凯瑟琳：是的。

…………

治疗师：好的。所以我们将它贴上了"丈夫离开"的标签，对吗？当你
贴上这个标签时就好像你知道"我难过的部分原因是丈夫离开
了"，那我们看看这时你身体的反应，好吗？感受它……是更焦
虑不安了吗？（当空间清理任务刚开始且第一种感觉被命名时，
来访者可能会感觉更糟）

凯瑟琳：嗯。

　　　　……………

治疗师：……我们试着把它放在一边，好吗？"丈夫离开了"那种令人
　　　　不安的感觉，对吗？**所以我焦虑不安的一部分原因就是丈夫离**
　　　　开了。你会把它放在哪里？它不会完全消失，否则那就太容易
　　　　了。（治疗师向来访者保证，他明白这种痛苦是如此强烈，以至
　　　　于不太容易把它放在一边）但这可能是一种让人平静一点的方
　　　　法，对吗？你能想象出你把那种"丈夫离开"的感觉放在什么
　　　　地方吗？你会把它放在哪里？

凯瑟琳：厨房的窗台上，我们在厨房里坐的地方。

治疗师：在你家？是吗？

凯瑟琳：是的。

治疗师：好的。所以试着……想象一下把它放在那里，好吗？那种感觉，
　　　　对吗？差不多了，是吗？它在……想象里是否……？你能把它
　　　　放在那里吗？

凯瑟琳：是的。我能看到它了。

治疗师：好的。所以它就在那里。是吗？（治疗师正在强调距离）

凯瑟琳：嗯。

治疗师：所以令你不安的一部分几乎就在那里了，是吗？现在你的内心
　　　　感觉怎么样？当我们把一部分不安放在那里时，内心感觉如
　　　　何？就像你知道它在那里。每当你想到它，你就会再次心烦意
　　　　乱。（治疗师强调，只要想一想，痛苦就很容易回来）是吗？

凯瑟琳：嗯。

治疗师：但现在你暂时把它放在一边。你也可以喘口气。（治疗师进一步
　　　　强调有规律的呼吸）

凯瑟琳：是的。我知道它在那里。窗户在那里，我把它放在窗台上。（来
　　　　访者自发的表情表明她完全参与了想象）

治疗师：是的。现在里面怎么样了？在这儿？对吗？它在那里。你现在
　　　　内心的感觉怎么样？

凯瑟琳：有点，有点……是的。我，我可以继续做事了。（来访者间接地
　　　　报告了一些积极的转化）

　　然后，治疗师和来访者继续探讨令她感到不知所措的其他方面，找出导致她心烦
意乱的其他感觉和问题。在回答问题"那里面还有什么，还有其他方面的烦恼吗"时，
来访者确认了其他令人不安的感觉及触发事件，包括她的儿子离开家（坏事会发生在
他身上）、她年迈的母亲健康状况不佳，以及那种认为周末会有不好的事情发生的感
觉，因为她丈夫最后一次离开时，一个家庭成员生重病了。当来访者说出每一种感觉
及其所涉及的问题时，治疗师都要求她把它们放在一边，然后检查她内心的感觉。来
访者想象她正在把痛苦的感觉（以及与之相关的问题）放在她家里的不同地方，例如，
她想象把贴上"坏事会发生"标签的感觉放在她家里的垃圾桶里。

凯瑟琳：……在垃圾桶里。

治疗师：在垃圾桶里……在这里的垃圾桶里？

凯瑟琳：在家里。

治疗师：在你家？好的。想象一下。想象一下，把它放进垃圾桶，对吗？它不会消失，因为这是一个真正的担忧，是吗？不过至少可以暂时把它放在一边。

凯瑟琳：嗯。

治疗师：把它放进垃圾桶，对吗？好的。你能想象吗？

凯瑟琳：嗯。

治疗师：所以它在你家的垃圾桶里，对吗？但你在这里，对吗？所以你把你和那件令人不安的事分开了，对吗？

凯瑟琳：是的。

治疗师：好的。现在你内心有什么感觉？当你把它放在一边的时候？

凯瑟琳：它……我知道它在垃圾桶里，但直到我把垃圾桶拿出去，它才完全消失。

治疗师：你想把（垃圾桶）放在什么地方……是的。把它扔掉还是怎样？（治疗师想要帮助来访者远离令人不安的感觉）

凯瑟琳：直到我把垃圾桶拿出去它才完全消失。

治疗师：把它拿出去。想象一下你要把它拿出去。

　　　　　…………

凯瑟琳：它在院子的一头。是的。

治疗师：是的。好的。你甚至可以把它尽可能地推到院子尽头。是吗？

凯瑟琳：是的。

治疗师：好的。所以它就在那里，对吗？你在这里。（通过指出"你在这
里"和不好的感觉"在那里"，治疗师试图支持来访者体验与
令人不安的感觉之间的距离）周末发生的那种坏事就在那里，
是吗？

凯瑟琳：是的。

治疗师：现在你的内心怎么样了？我是说在你身体里。怎么样？

凯瑟琳：有点……有点暖和，是的。我能感受到温暖。

然后，治疗师进一步关注凯瑟琳内心的感觉，凯瑟琳报告自己的胸口感到紧张。
当她探索这种紧张并发现它与什么问题相关时，她意识到她被女儿的不幸拖垮了，这
种感觉随后会被贴上另一种标签。治疗师再次指示凯瑟琳把这种感觉放在一边。接下
来，治疗师不仅关注来访者身体内的感觉，而且关注这种感觉所需要的是什么（这是
空间清理任务中的一个选项）。来访者报告她想躺下。

治疗师：当你说"我，我需要把自己关掉"……你能觉察到你身体里
某种"我需要睡觉"的感觉吗？我是说现在你的内心感觉如
何了？

凯瑟琳：非常温暖。

……………

治疗师：但它仍然不是……某种程度上，你仍然不觉得完全放松或别的

什么？是吗？

凯瑟琳：我正在努力……但我知道现在可以把它放在一边几分钟了。

治疗师：是的。是的。是的。

凯瑟琳：我想说什么？我知道它在那里……

治疗师：好的。

凯瑟琳：但现在不在我眼前。

治疗师：好的。好的。所以这很好，是吗？

凯瑟琳：是的。所以如果它不在我的眼前或者它不会朝我来……

治疗师：是的。好的。你觉得比较平静还是什么？被它压制的感觉变少了，是吗？

凯瑟琳：是的。

除了空间清理任务，之前提到的共情和保持呼吸，都可用于帮助容易被情绪淹没的来访者，都是转化工作中用到的策略。例如，在想象对话中形成的慈悲（自我关怀）的体验往往特别令人平静。因此，在后来的一次谈话中，当凯瑟琳特别难过的时候，治疗师问她，谁的出现能帮助她承受这种不安，凯瑟琳提到了她的丈夫，随后她想象中的丈夫在想象对话中带来了非常好的镇静效果。严格地说，这种体验不完全是转化性的，因为其激发的慈悲针对的是一种普遍的全面痛苦，而不是原发痛苦体验和未满足的需求。然而，这些体验可以帮助来访者发展承受痛苦情绪的能力。最终，它们使来访者更有能力触及原发痛苦情绪体验，这些体验需要被清楚地说明，以便使其得到回应和转化。

与具有安抚性的慈悲相似，保护性的和赋能的愤怒体验也会增强来访者承受情绪痛苦的能力。赋能体验作为来访者的指挥棒，可以建立来访者的韧性、信心和决心，使来访者能够触及并与痛苦的体验共处。慈悲和促进自我肯定的体验的结合，增加了来访者发展出健康的自我情绪调节能力的可能性。然而，正如我们的研究（Dillon et al.，2014）表明，对于一些来访者，尽管他们在情绪转化方面取得了巨大进展，但仍然存在容易被情绪淹没以及出现情绪崩溃的脆弱性。不过，一些研究表明（Pascual-Leone，2009；Dillon et al.，2014；McNally et al.，2014），即使来访者继续陷入困境，这种崩溃的持续时间也会随着治疗的进展而缩短。同样，如果治疗进展顺利，来访者能够从崩溃中"反弹"的可能性也会增加。

与情绪回避型来访者合作

一些来访者在 EFT 治疗中出现的问题与情绪失控的来访者遇到的问题正好相反。由于情绪往往是令人不愉快的，这些来访者会制定策略以回避、控制、过度调节和打断自己对情绪的体验和表达，其中一些策略是在其很小的时候通过社会化习得的，因为情绪很可能不仅会让受其影响的儿童很难承受，而且对于那些照顾儿童的成年人也是如此。回避、过度控制或过度调节情绪体验的来访者通常表现为缺乏情绪唤起（例如，分心、退缩、转向、不适当的幽默、使用继发情绪，如愤怒等，见 O'Brien et al.，2012）。

在第 6 章中，我们研究了如何通过使用椅子对话治疗情绪回避，其中打断情绪的那部分自我是在一把椅子上被呈现的，而被抑制的自我部分是在另一把椅子上被呈现的。对于一些来访者，回避的问题可能更具总体性和一般性，他们不仅仅是对特定痛苦情绪有所回避。在这种情况下，治疗师需要尝试在每一次治疗中解决回避和情绪过度调节的问题。为此，治疗师使用典型的 EFT 唤起策略和干预措施，同时保持耐心、坚持不懈，因为来访者可能很难触及情绪。

有效促进来访者获得更自由的情绪体验并予以表达的首要条件在于建立一种值得信赖和安全的治疗关系。安全感是由治疗师的共情性在场促进的，也是通过明确的以来访者为中心的治疗促进的，换句话说，是通过治疗师确认来访者对治疗工作不同方面的感受来实现的。营造安全的情绪体验和表达环境的一个重要部分是，治疗师向来访者提供一个理由，即为什么触及痛苦的情绪最终可能对来访者有益。治疗师要用来访者容易理解的语言解释治疗工作的基本原理。治疗师要向来访者解释，困难的情绪体验必须首先被触及、被感受，之后才有可能通过体验带来解脱、自信和赋能感的感受，最终得以转化。痛苦的情绪记忆因此被激活，它们将与治疗中产生的适应性情绪体验一起被重新存储。

想要来访者能够触及情绪体验，不仅需要治疗师对 EFT 的基本原理加以阐释，而且也需要治疗师的即时互动。EFT 治疗师的典型的回应方式非常具有唤起性，因此增加了来访者触及情绪体验的可能性。治疗师总是聚焦于情绪体验（例如，"最痛苦的部分是什么"）。他们感同身受地与来访者的情感产生共鸣（例如，"内心感觉很痛"），并使用高度唤起的隐喻性语言（例如，"它在心里留下了一个大洞"）。治疗师还指导来访者体验和表达情绪（例如，"再说一遍：'我真的很讨厌你的笑'"）。治疗师试图帮助来访者更多地意识到其内心的体验（例如，"当你的照片和你母亲的照片被放在一起时，你的内心会发生什么"）。治疗师会让来访者保持与情绪共处的感觉，并注意它引发的身体体验（例如，"你能持续感受这种悲伤吗？你的身体感觉如何"）。作为 EFT 中的典型治疗方式，这些干预措施适用于大多数来访者；然而，其中许多干预措施可能对那些难以触及其情绪的来访者特别有用。如前所述，这种来访者可能只需要治疗师更多的耐心、更多的坚持，治疗师可以尝试以温和的、共情的方式带来情绪唤起。

与那些难以触及情绪体验的来访者合作的一个重点是，治疗师对其出现的情绪给予肯定。例如，在来访者快要流泪的情况下，治疗师可能会鼓励他哭泣（例如，"如果你让眼泪流出来，它们会说什么"；见 Greenberg，2002，2007）。治疗师还可以鼓励来访者观察自己是如何阻止自己体验情绪的（例如，"你如何确保你不会再哭"）。此外，治疗师也可以鼓励来访者尝试情绪体验和表达。例如，有一位来访者表示她无法在治疗中哭泣，我问她在治疗之外能否哭泣。当她确认她可以，我建议她选择一部会让她流泪的电影。我建议她看电影，观察自己是如何在特别感人的场景中流泪的。我让她不要有意克制自己不哭。然后，我们在下一次治疗中讨论了这项工作。当被问到她是否能哭出来时，来访者报告说她已经哭了。这为治疗提供了有用的材料，我们共同探索了来访者如何通过有意控制自己来阻止情绪的体验和表达。我们探讨了治疗和其他社会情境之间的差异，从而确定了真正导致来访者阻止自己的情绪体验和表达的原因是什么，即人际尴尬和在他人面前哭泣带来的被暴露或没有保护的感觉。

处理情绪过度调节的另一种方法是使用第 6 章中描述的双椅对话任务（如自我打断对话）。在这项任务中，来访者被要求坐在自己通常坐的椅子对面的椅子上，并扮演打断、压抑情绪的那部分自我。该技术的要点是把原本自动抑制情绪的活动带入来访者的意识。例如，来访者可能会意识到为了让自我沉默，自己是怎么收紧肌肉，或迫使自己目光向下的。一旦对体验者椅子上的想象自我进行了打断活动，来访者会被要求换椅子，治疗师指导来访者观察这种打断给其内心带来了什么感觉。这通常会让来访者意识到自我打断的代价（情绪或身体代价）。来访者经常报告有被碾压的感觉，或者头痛、脖子疼或肌肉紧张。治疗师要求来访者继续体验，并把这些感受表达给坐在另一把椅子上的另一部分自我（自我打断者）。当打断者引起的不愉快经历被感知、分化、命名，并表达给打断者时，治疗师询问来访者，他需要从打断者那里得到什么，或者需要从另一部分自我那里得到什么。来访者通常表示需要更自由的体验和表达。治疗师鼓励来访者向打断者表达这种需求。随着对话的继续，打断者椅子中的来访者被要求响应此需求。在进展良好的对话中，打断者通常会变得温和并支持新生的、坚定自信的、可以体验情绪的自我。然而，在某些情况下，来访者只是无法停止打断自己的情绪，在这些情况下，这种需求也应得到承认。来访者自我的两个部分之间的持续对话变得容易。一个常见的结果是，在面对打断者无法软化的情况下，来访者在治疗师的支持下，对自己的需求变得更加坚定自信。第 6 章详细描述了如何使用双椅对话来帮助来访者克服以情绪打断或自我担忧的形式出现的情绪回避。

在 EFT 中，自我打断任务通常是在其他任务的情景中进行的，如未竟事宜的空椅对话（Greenberg et al.，1993），其中来访者通常会面对一位想象中的重要他人表达自己受到的一些核心人际伤害（这一任务已在第 6 章和第 7 章中详细叙述）。再次提醒读者，我们可以假设，在与引发严重伤害的他人的想象对话中，当情绪体验和表达停止时，这是因为在某种程度上，来访者感到太可怕了，以至于无法表达自己，或者无法允许自己对重要他人产生某种感觉。在这种情况下，自我打断任务随之启动并完成，直到来访者产生与打断者分离的感觉，同时，被允许把这些感觉表达给重要他人的需求得到响应。在良好的治疗中，这种对更自由的情绪体验和表达的需求（以及额外的隐性需求，需要避免打断带来的代价，即打断本身引起的不愉快、不舒服的感觉）一般都会得到响应。有时候，对于过度调节的来访者，自我打断任务会成为治疗的核心部分，治疗师会在整个治疗过程中反复提供这种类型的治疗。在这种情况下，调动个人情绪释放及其表达的需求的工作会被多次执行，这个过程的重复可能会成为整体治疗策略的核心部分。

显然，过度调节自己情绪的来访者可能很难完成椅子对话，因为这些任务致力于情绪上的唤起。因此，要求他们投入到这种任务中可能会导致更多的保护性打断。所以，治疗师需要专注于基于治疗联盟的工作并为来访者建立安全感。治疗师需要与来访者就将如何在治疗中开展工作建立共识。治疗师也许还需要更积极一些，以保证来访者专注于任务和保持执行任务的速度，因为如果没有这样的支持性指导，来访者可能倾向于打断或回避任务（例如，通过与治疗师谈论想象中的对方而不是直接与想象中的对方交谈）。因此，治疗师的积极步伐提供了必要的支撑，帮助来访者投入到这项任务中。

当使用上述策略来帮助来访者感受和表达情绪时，治疗师需要始终意识到，每个来访者的情况都不一样，有意义的进展步调也因人而异。治疗师必须始终根据来访者的初始状态来判断来访者的情绪可及性（Greenberg & Warwar，1999）。与情绪不受控制的来访者相比，那些情绪受到严格调节的来访者似乎进展甚微。然而，与治疗开始时相比，这些情绪被过度调节的来访者在触及情绪的能力方面可能正在取得看得见的重大进展。

人际关系困难

正如第 4 章所提到的，治疗关系的质量是任何 EFT 工作的关键因素。然而，对于一些来访者，与他们建立信任的治疗联盟相对于其他来访者可能更具挑战性。某些来访者在任何关系中都可能保持谨慎，特别是那些需要他们披露个人创伤、敏感内容、恐惧或任何其他可能引起羞耻感的事情的关系。换句话说，治疗师在与来访者形成治疗关系时需要谨慎地考虑来访者的脆弱性。反复经历背叛或虐待的人自然会对与任何陌生人接触有所怀疑。此外，许多来访者都有与健康专业人员打交道的经历，在这些经历中，他们感到被拒绝、被看轻或不被重视（Timulak，Buckroyd，Klimas et al.，2013）。这样的经历使来访者很难产生信任，这些困难需要被理解和共情。

此外，在 EFT 的背景下，一些来访者可能会因为治疗对情绪的额外关注而表现得特别谨慎。一些来访者可能会担忧，唤起情绪可能会让（迄今为止避免的）痛苦更容易和更迅速地浮现，这一点并不令人意外。来访者不仅要相信治疗师对其是非评判性的、接纳的和敏感的，而且还要相信治疗师有足够的技巧来处理困难的感受，把困难的感受限制在尽可能短的时间内。对于一些来访者来说，他们从未体验过感受痛苦情绪可能带来更好的感觉，所以这可能是和他们的沟通中一个特别困难的地方。在这种情况下，治疗师没有任何选择，只能尝试一步步地获得来访者的信任。

为了解决治疗关系中的困难，治疗师需要的主要技能是，能够意识到来访者对治疗的推进犹豫不决。许多来访者都很顺从（Rennie，1990，1994），并不总会把他们在治疗时的保留意见表达出来，所以治疗师必须对任何犹豫和不满的迹象特别敏感。来访者通常会间接地表达不满（例如，抱怨治疗持续的时间，抱怨治疗室的外观等；Safran & Muran，2000）。一些来访者会更直接（例如，他们可能会表达他们如何不信任专业人员），而另一些来访者甚至明确表示不信任治疗师（例如，表示希望尽早完成治疗，或者与治疗师分享他们觉得自己被治疗师伤害等）。在某些情况下，来访者对治疗关系持保留态度可能只是在表达他的绝望和痛苦，在这种情况下，来访者表达的保留意见或批评意见可能代表一种愿望，即试探治疗师是否能够承受这种绝望，以及治疗师是否比来访者本人更对其抱有希望（参考中精神分析"测试治疗师"的概念，在这个概念中，来访者将治疗师暴露于让自己感到困难的经历中；Weiss & Sampson，1986）。

杰瑞米·沙弗安（Jeremy Safran）和克里斯托弗·莫兰（Christopher Muran）在他们的研究生涯中花了很大一部分时间来研究治疗关系破裂及其最好的应对方法（Safran & Muran，2000）。根据他们的说法，修复关系破裂的一个重要前提是理解治疗互动激活了来访者的某种特定的脆弱性，这种脆弱性让来访者退出关系或通过批评治疗师来保护自己。因此，治疗师必须明白，任何表现出来的关系破裂都是来访者受到伤害的信号，需要被重点关注。

然而，聚焦于脆弱性具有挑战性。治疗师必须保持情绪稳定，并为来访者提供帮助，不要害怕新出现的或现有的冲突（有时说起来容易做起来难）。治疗师需要意识到，自己可能不会理解所有的来访者，并且在某些情况下，治疗可能不会成功。承认这一点有助于治疗师放弃任何时候都保持完美的需求［这种需求通常来自治疗师自己的（相关的）困难和不安全感］。放弃完美主义可能会提高治疗师在关注特定来访者的脆弱性时的在场质量。治疗师能够更好地展示对来访者的痛苦的理解，并可能更好地与来访者交流，使双方的合作能够适应来访者对安全的需求。例如，治疗师可以与来访者沟通，只有在他们准备好承担更大的风险并感到能够以唤起程度更强的方式来触及情绪时，才能使用椅子对话治疗。这里的一个重要问题可能是，治疗师要对来访者保持开诚布公的态度，包括自己与工作相关的内心过程以及对来访者的看法。同样重要的是（已经在上文提到），治疗师为自己的工作方式提供一个理论基础，例如，向来访者解释在转化痛苦时，为什么触及痛苦如此重要。

然而，即使治疗师尽了最大的努力，治疗也并不总是能成功（Barlow，2010）。一些来访者可能只是太害怕，无法在他们生活的这个特定时刻投入治疗（Lipkin，1948）。来访者在这方面的自我评估可能往往是相当准确的，因为他们可能知道，他们没有治疗室以外的资源来帮助他们应对治疗中发生的任何事情。在某些情况下，来访者的痛苦是如此巨大，以至于他们根本无法控制自己，使自己参与治疗。在这种情况下，治疗师可以努力将来访者转介到其他可能的帮助渠道（如医疗系统、社会工作支持等），通过拓宽来访者可获得的专业支持的范围，以增加来访者及时获得所需帮助的可能性。

克服继发性愤怒

在生活中，一些来访者很难触及由情绪上的重要他人触发的潜在伤害；相反，他们处于与这些重要他人相关的继发性愤怒的状态中（EFT 文献也称之为拒绝性愤怒，Pascual-Leone & Greenberg，2007；Pascual-Leone，Gilles，Singh & Andreescu，2013）。在这种情况下，不安和愤怒可能起到自我保护的作用，但这些情绪也会阻止来访者处理和转化潜在的伤害。这种继发性愤怒往往起到保护作用，让来访者避免无法忍受的羞耻经历。例如，有些人特别难以容忍拒绝，并以侵略性的行为回应被拒绝的经历（Eisenberger，2011）。

对于一些来访者，这种继发性愤怒是他们在治疗中大部分时间的表现。在这种情况下，治疗师必须首先确定愤怒及其保护功能，然后也需要关注来访者的愤怒是为了回避什么，以及是什么令其如此难以容忍。例如，有一位名叫约翰的来访者，他在童年时有被父亲羞辱的极端经历。作为一个成年人，他会对经常嘲笑他和羞辱他的老板表示无尽的愤怒。

最初的治疗主要是让约翰向老板发泄愤怒。治疗师提示他们应关注老板对待约翰的方式所造成的潜在伤害，但这些提示都被拒绝了。当约翰能够与他的老板进行空椅对话时（在此期间，他没有克服对老板的愤怒，如表达对老板进行身体攻击的冲动），治疗师建议约翰与他的父亲进行一次关于未竟事宜的对话，但约翰显得非常回避。对约翰关于父亲的感受的探索表明，他基本上看不到与想象中的父亲进行对话的意义。在现实生活中，他总是被他与父亲的互动所"击碎"，因此无法想象在治疗室里得到父亲的任何和解反应。此外，他不想与父亲进行任何想象中的对话，因为他预计这种对话只会激起他对父亲的愤怒，他说他对自己如此充满仇恨感到不舒服。在这样的场景中，治疗师的策略首先是认可来访者的愤怒，但逐渐建议来访者关注其在愤怒之前的内心体验。例如，如果在空椅对话中，当来访者演绎出对方的某个特别伤人的行为，如老板或父亲的羞辱时，治疗师可能会说："所以他说'你什么都不是'，当你听到这个的时候，它对你的内心有什么影响？"很可能来访者会通过愤怒和大喊大叫来回应。然而，治疗师可能会说："看看在你失控之前内心发生了什么？如果你放下这种感受，你会有什么感觉？"很明显，一个长期怒火中烧的来访者即使在这样的提示下，也可能很难识别羞耻感（被羞辱）；因此，治疗师可能需要提供猜测，以帮助来访者识别和说出他的感受。例如，治疗师可以说："看看感觉如何？ 这一定是很难受、很困难的。可能会特别难受。看看你身体的哪个地方能感觉到它？"然后，治疗师可以倾听来访者任何痛苦或羞耻的体验，并共情和肯定它们。例如，来访者可能会说："我不想那样的，我只是被激怒了。"治疗师可能会对此做出回应："那些被羞辱的伤害很难忍受；为自己挺身而出的感觉会好很多，愤怒就随之而来了。"

对潜在伤害的关注必须是重复的、持续的。治疗师甚至可以教来访者，他们的战斗反应是如何发挥作用来防止伤害和被羞辱的经历的。来访者可能会被教导羞耻感是什么样的（例如，一种想要隐藏和消失的退缩感），并被告知它可能是相当微妙和难以识别的。治疗师可能需要使用关于伤害、脆弱、羞耻和羞辱的语言来为来访者建立关于脆弱体验的词汇表。最初，来访者可能很难使用这些语言，因为这样表达会导致不愉快的感觉。然而，当治疗师和来访者一起围绕来访者的痛苦体验开展治疗时，痛苦可能会变得更容易调节，从而让未满足的需求被识别出来，这一过程反过来可以为产生慈悲和健康的、保护性愤怒的转化性体验提供基础。

帮助来访者分化核心痛苦

对大多数来访者来说，治疗工作的中心是帮助他们区分他们感受到的核心痛苦的各个方面。由于这些感受是如此令人痛苦，所以来访者很难与这些感受共处，探索它们并以连贯和有意义的叙事来表征它们。将痛苦的感觉放在一个可理解的叙事中，不仅可以提升了痛苦的清晰度，还有助于调节情绪（Lieberman et al.，2007）。此外，叙事的清晰化大多会让来访者的表达自然而然地转向痛苦背后的未满足的需求（如被接受、联结、被保护等）。正如我们已经看到的那样，阐述未满足的需求是对这些需求及其相关痛苦做出适应性反应的一个重要步骤。

治疗师用来帮助来访者与痛苦共处并"讲述痛苦"的策略因人而异（Angus & Greenberg，2011）。治疗师会教来访者如何感受。治疗师会向来访者解释，虽然他们经常会感到那些感受似乎挥之不去，但实际上它们是短暂的。治疗师可以引导来访者看到他们自身的存在远非他们在某个时刻的感觉。例如，治疗师会说："羞耻感是让人非常痛苦的。注意它在你身体里的感觉。它可能让你感觉自己必须要退缩。看看它敦促你采取什么行动，例如，藏起来。看看你的感觉如何。这是一种感觉，就好像它永远不会改变……好像很确定似的。然而，你不仅仅是那种感觉。它只是令人很不舒服。"如果来访者变得痛苦或不知所措，治疗师也可以帮助他们调节不安的情绪（例如，建议来访者深呼吸），从而帮助来访者看到自己能够在某种程度上控制令人难以忍受和恐惧的感觉。

在分化核心痛苦时，治疗师需要对来访者有耐心。治疗师有时可能会选择保持沉默，以便让来访者与痛苦情绪共处和回味他们感受到的困难："你觉得你的内在感觉如何？就和它待一会儿吧。"治疗师会积极促进对感觉的符号化，具体方法包括询问："如果你用语言表达这种感受，用什么词最合适？"（这是一个类似于聚焦的过程；Elliott et al.，2004；Greenberg et al.，1993）。治疗师还可以鼓励来访者将感受到的体验纳入叙事中，治疗师可以通过使用空椅对话和双椅对话等任务来促进这种表达："它让你的内心感觉如何？说说那种感觉。告诉它，它对你的内心有什么影响，说一说你感觉如何。当你感受到它时，你会说什么？"等等。最终，在来访者能够与痛苦的感受共处并将其纳入连贯的叙述之后，治疗师专注于表达未满足或被违逆的需求，帮助来访者说出和表达这些需求，例如，治疗师可以说："当你感到如此羞耻时，你最想要的是什么？当你的伴侣这样嘲笑你时，你最需要的是什么？告诉他。"

显然，所有这些干预措施都嵌入在共情的治疗关系中。治疗师给予来访者共情的在场，与来访者共同进行治疗，对来访者的体验进行共情探索。在治疗中，以慈悲和关怀为特征的关系也是安抚性和镇静性的，因此，来访者对痛苦的处理和体验也相应得到调节。因此，至关重要的是，治疗师能提供关怀的和安抚性的在场，并且在治疗期间积极地、热情地表达这种态度（Timulak，2014）。

产生自我关怀的困难

一旦核心痛苦被分化，相关联未满足的需求被阐明，治疗师就可以通过这两项工作带来的适应性的疗愈情绪反应来促进转化性体验。这是通过产生自我关怀和保护性愤怒来实现的（参见第 7 章）。然而，对于许多来访者来说，这些过程可能特别困难。许多来访者倾向于自我批评和自我攻击，以至于他们很难获得一个对自己更加慈悲的立场。当尝试促进来访者对自我关怀的体验和表达时，治疗师有许多选择。许多方法都已经在第 7 章中强调过，这里我们将简要做一个回顾。

例如，治疗师可以表达自己对来访者的慈悲和认可（例如，"你应该被接受""我不是在评价你"）。治疗师可以通过推动来访者表现出一个记忆中的他人的慈悲立场来促进来访者的自我关怀。例如，在空椅任务中，一旦来访者表达出需求，治疗师会问来访者，谁会对这一需求做出回应。一旦来访者提及某人，那么治疗师可能会要求来访者表现出该人的慈悲反应。治疗师也可能激发一个富有慈悲的反应，开启一段关于未竟事宜的对话。例如，如果一位男性来访者表达了由重要他人造成的伤害（例如，由于父亲的负面评价而感到羞耻），治疗师会要求来访者在这种羞耻感的背景下表达出自己的需求，并引导他向想象中的在另一把椅子上的父亲表达（例如，"我需要你接受我是谁"）。然后，来访者会被提示作为想象中的对方回应这种需求（"来这里，扮演你的父亲，他会如何回应这种需求"）。

当来访者体验到一种在成长过程中受到的显著伤害时，会出现另一种产生自我关怀的选择。在这种情况下，治疗师可以要求来访者坐到对面的椅子上，并提示来访者以成年自我的身份，对想象中年幼的、受到伤害的自我做出反应。治疗师指示来访者看着年幼的自我，体验见证脆弱的、有需求的自我时的内心感受，并注意自己现在作为一个成年人是怎么对这种需求的倾向做出回应的。虽然这种策略通常会让能够自我关怀的来访者有所反应，但一些习惯自我谴责的来访者真的很难做到这一点。对于那些很难向年幼自我表达慈悲的来访者，可以指导他们想象一个可能与自己有类似经历的孩子。例如，他们可能被要求想象一个在同一社区长大的孩子（或者也有一个酗酒的父亲的孩子），看看他们对那个孩子的感觉和反应。

治疗师在与一个努力产生自我关怀的来访者一起工作时，还有另一种选择，那就是探索来访者难以自我关怀背后的原因。例如，当来访者在体验者椅子上体验并表达了他的痛苦之后，可能会被要求坐到另一把椅子上。如果来访者不能慈悲地回应体验者自我所表达的痛苦，治疗师会要求来访者想想为什么自己很难见证和承认痛苦："不知为什么，你无法与这种痛苦联结。如果你对它的反应更温柔，会发生什么？是什么让你这么不能接受这种痛苦？"这种干预往往有助于来访者认识到自我评判和自我拒绝的功能。有时这是一种恐惧，"如果我对你（自我）更好，我会骗你……因为没有人会喜欢你"。有时，这种自我对待来自对自我的深刻失望。例如，如果来访者感到真正的内疚，他可能会认为采取慈悲的、温和的立场，就会在某种程度上背叛了他想要遵循的标准。在其他情况下，这种不愿意表达自我关怀的态度显示了一种自我保护的形式，例如，"如果我不断地打击你（自我），那么如果他人攻击你，你就不会那么受伤，你会为它做好准备"。当然，以上都只是一些例子，自我批评和自我攻击的实际功能对来访者而言因人而异。然而，上面的例子表明，自我批评虽然通常被视为完全消极的，实际上也可以发挥一些自我保护的作用，这本身可以被看作一种软化和自我关怀。治疗师可以向来访者指出这一点："所以你是出于保护而这样做的"或者"你对自己很苛刻，因为你不想忘记发生过的事情"。同时，有些矛盾的是，治疗师对来访者（即来访者的内部批评者）保持自我批评这一需求的认可，往往会导致来访者自发地对自我采取更软化的立场。这就好像一旦自我批评的自我保护功能得到认可和尊重，来访者就允许自己放下保护性的戒备。

一些高度自我拒绝的来访者可以关心他人（例如，关心自己的孩子），这展现了他们具有自我关怀的潜力。在这种情况下，治疗师在治疗中促使来访者对他人表示慈悲，对来访者进行自我关怀是有帮助的。这样一来，来访者可以学会产生慈悲，感受它，回味它，并表达它。临床经验表明，从来访者对他人产生慈悲的能力可以很好地预测他们最终能够对自己产生慈悲和表达慈悲的能力。来访者觉得自己有能力对他人产生慈悲，却难以表达对自己的慈悲，这两者之间的差异也可用于治疗，治疗师可以和来访者一起强调并探索这个矛盾。

有些来访者从来没有过被给予慈悲的经历。在这种情况下，产生和表达自我关怀可能是一个非常复杂的过程。在这种情况下，治疗工作可能需要循序渐进地开展。治疗师持续的共情的在场可能有助于治愈来访者，可以帮助来访者发展出一种能力，令其能以更关心自己的方式与自己产生联系。

产生保护性愤怒的困难

正如我们所阐述的，慈悲体验是两种主要的对于痛苦情绪和未满足的需求的转化性和治愈性反应之一。另一种反应是体验到一种保护性的愤怒，这种愤怒可以确认未满足的需求并支持满足这些需求的权利（例如，我应该被接受、承认、认可，等等）。第 7 章强调了治疗师促进保护性（或自我肯定的）愤怒的各种方式。然而，对于一些来访者来说，获得自我保护的愤怒及表达出自己拥有满足需求的权利可能特别困难。

个别来访者可能太胆小或太害怕，无法为自己挺身而出。或者当他们试图为自己挺身而出时，他们可能太容易感到内疚。这种困难通常是来访者的过去经历造成的结果，通常是来访者在尝试为自己辩护时受到伤害、欺凌或指责的经历。有时，这也可能是更广泛的社会影响的结果（例如，女孩通常被期望是善良的、礼貌的和默许的）。因此，面对难以产生自信的来访者时，治疗师需要特别注重培养和支持来访者的自信的自我部分，因为这一部分是信心和自尊的承载者，是个人力量和能力的来源。

与产生慈悲一样，促进产生保护性愤怒的基本治疗反应，是治疗师对来访者所需要和应得的东西给予确认（例如，"你没有得到公平的对待""你应该被你父亲接受"）。然而，虽然来访者从治疗师那里体验到这种确认很重要，但同样重要的是，来访者能够产生自发的保护性愤怒、自己有权满足需求的感觉、自己展开自由生活的决心，等等。第 7 章强调了 EFT 治疗师使用空椅任务来促进来访者产生保护性愤怒的方式。在空椅任务中，来访者会面对对方（或自我的一部分）的伤害或破坏行为，并被询问是否继续允许这种伤害行为，或者是否做出反击。

通常，与自我评判做斗争的来访者会发现自己很难支持自己；相反，面对这种攻击，他们会崩溃并放弃。在这种情况下，治疗师可以让来访者关注自己是否喜欢被攻击。通常来访者很清楚自己不想被攻击，然后治疗师鼓励来访者向攻击者（或自我）表达这些情绪，这一过程为来访者在未来发展出一个更自信的自我奠定了基石。

同样，治疗师会问来访者，如果他们有更多的力量，他们面对这种攻击会做什么。与做出实际行为相比，来访者通常更善于识别自己想要做的事情（这本身就是需求的表述）。一旦来访者能够确定自己想做什么，或者需要做什么，治疗师就会鼓励来访者在另一把椅子上向想象中的攻击者表达这一点。这种对于需求的表达就再次成为建立

更自信的自我的基石。来访者的每一次自我坚定的表达，无论多么具有试探性，都会
得到治疗师的进一步认可和鼓励。归根到底，发展出一个更自信的自我是一个长期的
过程，需要在治疗内外反复进行上面列出来的步骤。

　　有时会出现这样的情况：在某些特定的环境中，来访者可能会更加自信。例如，
一位难以对自己的需求保持自信的女性来访者为了支持自己的孩子，可能会自发地表
达保护性愤怒。这样的特定环境（在这种情况下，来访者没有那么害怕或内疚）可以
被带到治疗中，治疗师可以鼓励来访者在这种想象的情境下坚定地站出来支持自己，
然后引导来访者回味自己变得更强大和为自己挺身而出的体验："当你说……'我不会
让你对我的孩子这样做'时，看看你内心的感受。再说一遍'你不能伤害我或我的孩
子'。你在内心是怎么想的？"如果来访者意识到他们感觉自己更强大了，并与治疗师
分享这一认识，他们就会被鼓励向想象中的对方表达这一点："对他说，我感觉自己更
强了，这感觉很好。"因此，治疗师帮助来访者产生拥有权利和被赋能的感觉，并回味
这些感觉，进而帮助来访者巩固对这种感受具有的自我解放和自我支持的性质的意识。
一旦来访者在某些情况下能够感到自信，治疗师会迅速想办法帮助来访者把这种新生
的自信能力带到更具挑战性和可怕的环境中。例如，在感到保护孩子时的自信力量后，
治疗师会帮助来访者为自己站出来，并为她那充满轻蔑态度和侵扰性的父亲设定界限：
"因此，当你的孩子受到伤害时，你可以为他们挺身而出。让我们想象一下你那喜欢惩
罚他人的父亲坐在另一把椅子上。作为一个成年人，你如何保护自己？你会对他说什
么？你如何为自己设置保护性的界限？"

　　正如第 7 章所描述的，有时 EFT 治疗师需要使用一种自相矛盾的干预来唤起来访
者的自信。例如，当来访者害怕或犹豫时，治疗师会感同身受地承认来访者的感觉，
然后建议来访者用一种格外夸张的方式告诉攻击者，自己无法自信："你只是觉得虚

弱。告诉他……'我感觉很虚弱。我总是会感到虚弱。我将在这里，我将围着你转，我将保持沉默，永远不反驳你。只是为你服务。'告诉他吧。"面对这种情况，一些来访者拒绝这样做，而是自发地开始维护自己（例如，"我永远不会这么说"）。然而，另一些来访者选择了放弃，他们实际上真的这么说了。在这种情况下，治疗师可以询问："你喜欢这么说吗？"通常自然的反应是"不"。然后治疗师鼓励来访者向攻击者表达这种厌恶："说出来。'我不喜欢说我总是围着你转。'"之后治疗师可以接着说："你想说什么？"当来访者透露自己想说什么时，治疗师鼓励其对攻击者说这句话。因此，再一次地，一个更自信的自我部分开始出现，这时，治疗师让来访者关注和体会内心的自信。治疗师还通过上述过程反复鼓励来访者，帮助来访者发展出自信，并给予认可。

如第 7 章所述，对于那些认为愤怒无效或不应当的来访者来说，产生保护性愤怒的工作可能更加困难。由于这些来访者可能会竭力避免他们的愤怒，治疗师的治疗策略将特别复杂。例如，治疗师会要求来访者在双椅对话中表现出对愤怒的抑制。"来这里。"治疗师会指着另一把椅子说，"你如何阻止他（治疗师指着代表来访者自我椅子）生气？阻止他的愤怒吧。动手吧！"然后，治疗师指示来访者观察这种压制对他自己有什么影响："回到自己的椅子上，当你的愤怒被阻止时，你心里有什么感觉？"来访者通常会描述在这种抑制下经历了一种不愉快的紧张。来访者报告有一种被阻碍的感觉，一种自己的需求被阻碍的感觉。在这一点上，当来访者感觉到这种障碍时，治疗师会指导他们看看自己需要什么。通常，来访者的反应是说需要发泄他们的愤怒（"我需要说说我是如何看待事物的，我需要表达我喜欢和不喜欢的东西"）。然后，治疗师可以指示来访者向另一把椅子上的重要他人（或自我）表达这一需求（例如，"现在对另一把椅子上的父亲说"）。治疗师会要求来访者坐直，把脚稳稳地放在地板上，看

着他们挺身面对的（想象中的）他人的眼睛，并以明确和自信的方式表达自己的观点
（Greenberg，2002）。

　　如上所述，触及和表达保护性愤怒的过程必须在治疗中持续进行，特别是对于那些回避表达愤怒或过度顺从、过度满足他人的来访者而言。对愤怒的治疗也可以聚焦在这种压制的起源上。例如，来访者的不自信在某种程度上来源于其在童年从父母那里接收到的信息，例如，"如果你生气，你就是卑鄙的"。之后，治疗工作的焦点可能会转移到解决来访者与愤怒相关的羞耻体验上。

　　另一个与触及愤怒相关的重要问题出现在这样一群来访者身上，他们天生易怒，以愤怒来回应消极对待，EFT 理论学者将其定义为拒绝性愤怒（Pascual-Leone & Greenberg，2007；见上面关于继发性愤怒的章节）。拒绝性愤怒类似于全面痛苦。通常情况下，来访者是心烦意乱的；然而，他们非但没有陷入绝望，反而表现出反应性的愤怒（"你这个混蛋"）。

　　对于那些难以让自己感受和表达愤怒的来访者，即使他们在早期仅仅表现出拒绝性愤怒，也可以被视为是适应性的。因此，对于这些来访者，拒绝性愤怒可能位于自我评判和保护性愤怒的中间。然而，对于把拒绝性愤怒当成默认立场的来访者而言，这种愤怒可能是适应不良的，因为它往往构成了对潜在伤害的回避（Pascual-Leone et al.，2013）。在这种情况下，来访者表达的愤怒通常具有反应性，而对于任何伤害性的触发事件（如背叛）的提示只会带来更多的愤怒。正如在前文中描述的，在与这种习惯性愤怒的来访者一起工作时，治疗师触及来访者的潜在伤害（如被抛弃、被拒绝或被放弃）对治疗至关重要。保护性愤怒的形成（例如，"我正在设定一个边界，你的背叛不能再使我受到伤害了"）被策略性地推迟到来访者触及核心痛苦和相关未满足的需

求之后。为了帮助来访者区分保护性和拒绝性愤怒，治疗师可以采用一种心理教育方法，例如，指出拒绝性愤怒的反应要揭示的是脆弱而不是力量，同时强调保护性愤怒隐含的力量感（对某人生气并设定适当的界限是不同的，可以说"我不会接受任何人这样对待我"）。

正如前文所强调的，通过指导来访者关注以保护性愤怒捍卫自己立场的感觉，治疗师可以进一步支持他们表达坚定自信的愤怒的适应性体验。治疗师帮助来访者关注自身不断发展的力量感，阐述和表达这种力量，并观察在阐述和表达时自己的内心体验。治疗师还可以指导来访者直接表达这些自信的感觉："告诉我，你感觉很有力量。"这样就把来访者的体验巩固在现实中，因为来访者对治疗师说这样的话比对空椅上想象中的对方（或自我的一部分）说这样的话更真实，也更困难。

与克服来访者获得慈悲体验的困难一样，促进来访者产生保护性愤怒需要治疗师非常耐心，并反复设置可以用于构建来访者力量的任务。此外，治疗师还应在考虑来访者个人史和当前状况的背景下反思来访者产生健康愤怒的困难。治疗师还可以与来访者一起审视在治疗之外可能出现更自信立场的场合，并对此进行回味和反思。最终的目标是来访者能够使用自我中这一更自信的部分作为对自我的支持。来访者对于个人力量的体验和意识带来了一种治愈性的特质，不仅转化了特定的伤害，还丰富了来访者在体验类似痛苦情绪时的情绪储备。产生保护性愤怒的能力是提高来访者情绪灵活性的一个重要组成部分（Pascual-Leone，2009），来访者最终了解到，一开始触及痛苦的事情有利于之后带来被赋能的体验。

参考文献

Angus, L. E., & Greenberg, L. S. (2011). *Working with narrative in emotion-focused therapy: Changing stories, healing lives*. Washington, DC: American Psychological Association.

Arseneault, L., Bowes, L., & Shakoor, S. (2010). Bullying victimization in youths and mental health problems: 'Much ado about nothing'? *Psychological Medicine, 40*, 717– 729. doi: http://dx.doi.org/10.1017/S0033291709991383.

Barlow, D. H. (2004). *Anxiety and its disorders: The nature and treatment of anxiety and panic*. Guilford Press.

Barlow, D. H. (2010). Negative effects from psychological treatments: A perspective. *American Psychologist, 65*, 13–20. doi: 10.1037/a0015643.

Barrett-Lennard, G. T. (1998). *Carl Rogers' Helping System: Journey & Substance*. London: Sage Publications.

Bateman, A., & Fonagy, P. (2004). *Mentalization-based treatment for borderline personality disorder: A practical guide*. Oxford: Oxford University Press.

Baumeister, R. F., Twenge, J. M., & Nuss, C. K. (2002). Effects of social exclusion on cognitive processes: Anticipated aloneness reduces intelligent thought. *Journal of Personality and Social Psychology, 83*, 817–827. doi: 10.1037/0022-3514.83.4.817.

Bordin, E. S. (1979). The generalizability of the psychoanalytic concept of the working alliance. *Psychotherapy: Theory, Research & Practice, 16*, 252–260. doi: 10.1037 /h0085885.

Bouton, M. E. (2004). Context and behavioral processes in extinction. *Learning & Memory, 11*, 485–494. doi: 10.1101/lm.78804.

Bradley, B., DeFife, J. A., Guarnaccia, C., Phifer, J., Fani, N., Ressler, K. J., & Westen, D. (2011). Emotion dysregulation and negative affect: Association with psychiatric symp- toms. *Journal of Clinical Psychiatry, 72*, 685–691. doi: 10.4088/JCP.10m06409blu

Brown, J. L., Sheffield, D., Leary, M. R., & Robinson, M. E. (2003). Social support and experimental pain. *Psychosomatic Medicine, 65*, 276–283. doi: 10.1097/01 .PSY.0000030388.62434.46.

Cacioppo, J. T., Hughes, M. E., Waite, L. J., Hawkley, L. C., & Thisted, R. A. (2006). Loneliness as a specific risk factor or depressive symptoms: Cross-sectional and longitudinal analyses. *Psychology and Aging, 21*, 140. doi: 10.1037/0882-7974.21.1.140.

Cacioppo, J. T., & Patrick, W. (2008). *Loneliness: Human nature and the need for social connection*. New York: WW Norton & Company.

Caspi, A., McClay, J., Moffitt, T. E., Mill, J., Martin, J., Craig, I. W., . & Poulton, R. (2002). Role of genotype in the cycle of violence in maltreated children. *Science, 297*, 851– 854. doi: 10.1126/science.1083968.

Caspi, A., & Moffitt, T. E. (2006). Gene-environment interactions in psychiatry: Joining forces with neuroscience. *Nature Reviews Neuroscience, 7*, 583–590. doi:10.1038 /nrn1925.

Castonguay, L. G., & Beutler, L. E. (Eds.). (2006). *Principles of therapeutic change that work*. New York: Oxford University Press.

Chen, Z. & Williams, K. D. (2011). Social pain is easily relived and prelived, but physical pain is not. In G. MacDonald & L. A. Jensen-Campbell (Eds.), *Social pain: Neuropsychological and health implications of loss and exclusion* (pp. 161–178). Washington,

DC: American Psychological Association.

Coan, J. A., Schaefer, H. S., & Davidson, R. J. (2006). Lending a hand: Social regulation of the neural response to threat. *Psychological Science, 17*, 1032–1039.

Cohen, R. A., Grieve, S., Hoth, K. F., Paul, R. H., Sweet, L., Tate, D., ··· & Williams, L. M. (2006). Early life stress and morphometry of the adult anterior cingulate cortex and caudate nuclei. *Biological Psychiatry, 59*, 975–982. doi:10.1016/j.biopsych.2005.12.016.

Courtois, C. A., & Ford, J. D. (Eds.). (2009). *Treating complex traumatic stress disorders: An evidence-based guide.* New York: Guilford Press.

Crowley, N. & Timulak, L. (2013, November). *Emotion Transformation in Generalised Anxiety Disorder: A Case Study of Emotion-Focused Therapy.* Annual Conference of Psychological Society of Ireland, Sligo.

Damasio, A. (2012). *Self comes to mind: Constructing the conscious brain.* Chicago: Random House LLC.

De Bellis, M. D., Hooper, S. R., Spratt, E. G., & Woolley, D. P. (2009). Neuropsychological findings in childhood neglect and their relationships to pediatric PTSD. *Journal of the International Neuropsychological Society, 15*, 868–878. doi: 10.1017%2FS1355617709990464.

DeWall, C. N., & Baumeister, R. F. (2006). Alone but feeling no pain: Effects of social exclusion on physical pain tolerance and pain threshold, affective forecasting, and interpersonal empathy. *Journal of Personality and Social Psychology, 91*, 1–15. doi: 10.1037/0022-3514.91.1.1.

DeWall, C. N., Pond, R. S., & Deckam, T. (2011). Acetaminophen dulls psychological pain. In G. MacDonald & L. A. Jensen-Campbell (Eds.), *Social pain: Neuropsychological and health implications of loss and exclusion* (pp. 123–140). Washington, DC: American Psychological Association.

Dickerson, S. S. (2011). Physiological responses to experiences of social pain. InG. MacDonald & L. A. Jensen-Campbell (Eds.), *Social pain: Neuropsychological and health implications of loss and exclusion* (pp. 79–94). Washington, DC: American Psychological Association.

Dickerson, S. S., & Zoccola, P. M. (2013). Cortisol responses to social exclusion. In C.N. DeWall (Ed.), *The Oxford handbook of social exclusion* (pp. 143–151). New York: Oxford University Press.

Dillon, A., Timulak, L., & Greenberg, L. S. (2014). Transforming Core Emotional Pain in a Course of Emotion Focused Therapy for Depression: A Case Study Investigation. Manuscript under review.

Eisenberger, N. I. (2011). The neural basis of social pain: Findings and implication. In G. MacDonald & L. A. Jensen-Campbell (Eds.), *Social pain: Neuropsychological and health implications of loss and exclusion* (pp. 53–78). Washington, DC: American Psychological Association.

Eisenberger, N. I., Taylor, S. E., Gable, S. L., Hilmert, C. J., & Lieberman, M. D. (2007). Neural pathways link social support to attenuated neuroendocrine stress responses. *Neuroimage, 35*, 1601–1612. doi: 10.1016/j.neuroimage.2007.01.038.

Elliott, R. (2013). Person-centered/experiential psychotherapy for anxiety difficulties Theory, research and practice. *Person-Centered & Experiential Psychotherapies, 12*, 16–32. doi: 10.1080/14779757.2013.767750.

Elliott, R., Bohart, A., Watson, J. C., & Greenberg, L. (2011). Empathy. *Psychotherapy, 48*,43–49. doi:10.1037/a0022187.

Elliott, R., Greenberg, L. S., Watson, J., Timulak, L., & Freire, E. (2013). Research on humanistic-experiential psychotherapies. In M. J. Lambert (Ed.), *Bergin & Garfield's handbook of psychotherapy and behavior change* (pp. 495–538). New York: John Wiley.

Elliott, R., Watson, J. C., Goldman, R., & Greenberg, L. S. (2004). *Learning emotion- focused therapy: The process-experiential approach.* Washington, DC: American Psychological Association.

Feder, A., Nestler, E. J., & Charney, D. S. (2009). Psychobiology and molecular genetics of resilience. *Nature Reviews Neuroscience, 10,* 446–457. doi: 10.1038%2Fnrn2649.

Ford, J. D. (2009). Neurobiological and developmental research: Clinical implications. In C. A. Courtois & J. D. Ford, J. D. (Eds.). *Treating complex traumatic stress disorders: An evidence-based guide* (pp. 31–58). New York: Guilford Press.

Geller, S. M., & Greenberg, L. S. (2012). *Therapeutic presence: A mindful approach to effective therapy.* Washington, DC: American Psychological Association.

Gendlin, E. T. (1996). *Focusing-oriented psychotherapy: A manual of the experiential method.* New York: Guilford Press.

Goldman, R. N. & Greenberg, L. S. (forthcoming). Case formulation in emotion-focused therapy: Co-creating clinical maps for change. Washington, DC: American Psychological Association.

Greenberg, L. S. (1979). Resolving splits: Use of the two chair technique. *Psychotherapy: Theory, Research & Practice, 16,* 316–324. doi: 10.1037/h0085895.

Greenberg, L. S. (1980). The intensive analysis of recurring events from the practice of Gestalt therapy. *Psychotherapy: Theory, Research & Practice, 17,* 143–152. doi: 10.1037/h0085904.

Greenberg, L. S. (1983). Toward a task analysis off conflict resolution in Gestalt therapy. *Psychotherapy: Theory, Research & Practice, 20,* 190–201. doi: 10.1037/h0088490.

Greenberg, L. S. (2002). *Emotion-focused therapy: Coaching clients to work through their feelings.* Washington, DC: American Psychological Association Press.

Greenberg, L. S. (2007). *Emotion-focused therapy for depression (DVD).* Washington,

DC: American Psychological Association.

Greenberg, L. S. (2011). *Emotion-focused therapy*. Washington, DC: American Psychological Association.

Greenberg, L. S., Auszra, L., & Herrmann, I. R. (2007). The relationship among emotional productivity, emotional arousal and outcome in experiential therapy of depression. *Psychotherapy Research*, *17*, 482–493. doi: 10.1080/10503300600977800.

Greenberg, L. S., & Dompierre, L. M. (1981). Specific effects of Gestalt two-chair dialogue on intrapsychic conflict in counseling. *Journal of Counseling Psychology*, *28*, 288–294. doi: 10.1037/0022-0167.28.4.288.

Greenberg, L. S., & Elliott, R. (2012). Corrective experience from a humanistic–experiential perspective. In L. G. Castonguay & C. E. Hill (Eds.), *Transformation in psychotherapy: Corrective experiences across cognitive behavioral, humanistic, and psychodynamic approaches* (pp. 85–102). Washington, DC: American Psychological Association.

Greenberg, L. S., & Foerster, F. S. (1996). Task analysis exemplified The process of resolving unfinished business. *Journal of Consulting and Clinical Psychology*, *64*, 439. doi: 10.1037/0022-006X.64.3.439.

Greenberg, L. S., & Goldman, R. N. (2008). *Emotion-focused couples therapy: The dynamics of emotion, love, and power*. Washington, DC: American Psychological Association.

Greenberg, L. S., & Higgins, H. M. (1980). Effects of two-chair dialogue and focusing on conflict resolution. *Journal of Counseling Psychology, 27*, 221–224. doi: 10.1037/0022-0167.27.3.221.

Greenberg, L. S., & Johnson, S. M. (1988). *Emotionally focused therapy for couples*. New York: Guilford Press.

Greenberg, L. S., & Malcolm, W. (2002). Resolving unfinished business Relating process to outcome. *Journal of Consulting and Clinical Psychology*, *70*, 406–416. doi: 10.1037/0022-006X.70.2.406.

Greenberg, L. S., Rice, L. N., & Elliott, R. (1993). *Facilitating emotional change: The moment-by-moment process.* New York: Guilford Press.

Greenberg, L. S., & Paivio, S. (1997). *Working with emotions in psychotherapy.* New York: Guilford Press.

Greenberg, L. S., & Safran, J. D. (1987). *Emotion in psychotherapy: Affect, cognition and the process of change.* New York: Guilford Press.

Greenberg, L. S., & Safran, J. D. (1989). Emotion in psychotherapy. *American Psychologist*, *44*, 19–29.

Greenberg, L. S., & Warwar, S. H. (2006). Homework in an emotion-focused approach to experiential therapy. *Journal of Psychotherapy Integration*, *16*, 178. doi: 10.1037/1053-0479.16.2.178.

Greenberg, L., & Watson, J. (1998). Experiential therapy of depression: Differential effects of client-centered relationship conditions and process experiential interventions. *Psychotherapy Research*, *8*, 210–224. doi: 10.1080/10503309812331332317.

Greenberg, L. S., & Watson, J. C. (2006). *Emotion-focused therapy for depression.* Washington, DC: American Psychological Association.

Greenberg, L. S., & Webster, M. C. (1982). Resolving decisional conflict by Gestalt two- chair dialogue: Relating process to outcome. *Journal of Counseling Psychology*, *29*, 468–477. doi: 10.1037/0022-0167.29.5.468.

Gunnar, M. R., Sebanc, A. M., Tout, K., Donzella, B., & van Dulmen, M. M. (2003). Peer rejection, temperament, and cortisol activity in preschoolers. *Developmental Psychobiology*, *43*, 346–368. doi: 10.1002/dev.10144

Hawkley, L. C., Burleson, M. H., Berntson, G. G., & Cacioppo, J. T. (2003). Loneliness in everyday life: cardiovascular activity, psychosocial context, and health behaviors. *Journal of Personality and Social Psychology*, *85*, 105. doi: 10.1037/0022-3514.85.1.105.

Heim, C., & Nemeroff, C. B. (2001). The role of childhood trauma in the neurobiology of mood and anxiety disorders: preclinical and clinical studies. *Biological Psychiatry*, *49*, 1023–1039. doi: 10.1016/S0006-3223(01)01157-X.

Holt-Lunstad, J., Birmingham, W., & Jones, B. Q. (2008). Is there something unique about marriage? The relative impact of marital status, relationship quality, and network social support on ambulatory blood pressure and mental health. *Annals of Behavioral Medicine*, *35*, 239–244. doi: 10.1007/s12160-008-9018-y.

Horvath, A. O., Del Re, A., Flückiger, C., & Symonds, B. D. (2011). Alliance in individual psychotherapy. In J. C. Norcross (Ed.), *Psychotherapy Relationships that Work* (pp. 25–69). 2nd ed. New York: Oxford University Press.

Hughes, S., Timulak, L., & McElvaney, J. (2014). *Transforming emotional injury with a developmentally significant other through a series of unfinished business dialogues in clients with generalized anxiety disorder*. Annual Conference of the Society for Psycho- therapy Research, Copenhagen, Denmark.

Hyde, L. W., Gorka, A., Manuck, S. B., & Hariri, A. R. (2011). Perceived social support moderates the link between threat-related amygdala reactivity and trait anxiety. *Neuropsychologia*, *49*, 651–656. doi: 10.1016/j.neuropsychologia.2010.08.025.

Johnson, S. M. (2004). *Creating connection: The practice of emotionally focused couple therapy*. 2nd edition. New York: Brunner-Routledge.

Jones, W. H., Freemon, J. E., & Goswick, R. A. (1981). The persistence of loneliness: Self and other determinants. *Journal of Personality*, *49*, 27–48. doi: 10.1111/j.1467-6494.1981.tb00844.x.

Keogh, C., O' Brien, C., Timulak, L. & McElvaney, J. (2011, June). *The Transformation of Emotional Pain in Emotion Focused Therapy*. 42nd Annual Conference of the International Society for Psychotherapy Research, Bern, Switzerland.

Keogh, D., Timulak, L., & McElvaney, J. (2013, November). *Treating Generalised Anxiety Disorder with Emotion Focused Therapy: A Case Study Investigation of Emotional Change Processes*. Annual Conference of Psychological Society of Ireland, Sligo.

Keyes, K. M., Eaton, N. R., Krueger, R. F., McLaughlin, K. A., Wall, M. M., Grant, B. F., & Hasin, D. S. (2012). Childhood maltreatment and the structure of common psychiatric disorders. *British Journal of Psychiatry, 200*, 107–115. doi: 10.1192/bjp.bp.111.093062.

Kiecolt-Glaser, J. K., & Newton, T. L. (2001). Marriage and health: His and hers. *Psycho- logical Bulletin, 127*, 472. doi: 10.1037/0033-2909.127.4.472.

Klein, M. H., Mathieu, P. L., Gendlin, E. T., & Kiesler, D. J. (1969). The experiencing scale (Vol. 1). *Madison, WI: Wisconsin Psychiatric Institute.*

Kramer, U., Pascual-Leone, A., Despland, J.-N., & de Roten, Y. (in press). Emotion in an alliance rupture and resolution sequence: A theory-building case study. *Counselling and Psychotherapy Research.*

Lafrance Robinson, A., Dolhanty, J., & Greenberg, L. (2013). Emotion-focused family therapy for eating disorders in children and adolescents. *Clinical Psychology & Psychotherapy* (ahead of publication) doi: 10.1002/cpp.1861.

Leary, M. R., Twenge, J. M., & Quinlivan, E. (2006). Interpersonal rejection as a determinant of anger and aggression. *Personality and Social Psychology Review, 10*, 111–132. doi: 10.1207/s15327957pspr1002_2.

Lewis, M. (2008). The emergence of human emotions. In M. Lewis, J. M. Haviland-Jones,& L. Feldman Barrett (Eds.), *Handbook of emotions* (pp. 304–319). 3rd edition. New York: Guilford Press.

Lieberman, M. D., Eisenberger, N. I., Crockett, M. J., Tom, S. M., Pfeifer, J. H., &

Way, B. M. (2007). Putting feelings into words: Affect labeling disrupts amygdala activity in response to affective stimuli. *Psychological Science*, *18*, 421–428. doi: 10.1111/j.1467-9280.2007.01916.x.

Luborsky, L. & Luborsky, E. (2006). *Research and psychotherapy: The vital link.* Oxford: Jason Aronson.

MacDonald, G., Borsook, T. K., and Spielmann, S. S. (2011). Defensive avoidance of social pain via perceptions of social threat and reward. In G. MacDonald & L.A. Jensen-Campbell (Eds.), *Social pain: Neuropsychological and health implications of loss and exclusion* (pp. 141–160). Washington, DC: American Psychological Association.

MacDonald, G., & Jensen-Campbell, L. A. (Eds.). (2011). *Social pain: Neuropsychological and health implications of loss and exclusion.* Washington, DC: American Psychological Association.

Master, S. L., Eisenberger, N. I., Taylor, S. E., Naliboff, B. D., Shirinyan, D., & Lieberman, M. D. (2009). A picture's worth: Partner photographs reduce experimentally induced pain. *Psychological Science, 20*, 1316–1318.

McCranie, E. W., & Bass, J. D. (1984). Childhood family antecedents of dependency and self-criticism: Implications for depression. *Journal of Abnormal Psychology*, *93*, 3. doi: 10.1037/0021-843X.93.1.3.

McNally, S., Timulak, L., & Greenberg, L. S. (2014). Transforming emotion schemes in emotion-focused therapy: A case study investigation. *Person-Centered and Experiential Psychotherapies, 13*, 128–149. doi: 10.1080/14779757.2013.871573.

Murphy, J., Timulak, L. & McElvaney, J. (June 2014). *Emotion-Focused Therapy for Generalized Anxiety Disorder: A Task Analysis of Two Chair Work with Worry.* Annual Conference of the Society for Psychotherapy Research, Copenhagen, Denmark.

Myers, K. M., Ressler, K. J., & Davis, M. (2006). Different mechanisms of fear extinction dependent on length of time since fear acquisition. *Learning & Memory*, *13*, 216–223. doi: 10.1101/lm.119806.

O' Brien, K., Timulak, L., McElvaney, J. & Greenberg, L. S. (2012). *Emotion-Focused Case Conceptualisation of Generalised Anxiety Disorder: Underlying Core Emotional Pain in Clients with Generalised Anxiety Disorder*. 43rd Annual Conference of the International Society for Psychotherapy Research, Virginia Beach, USA.

Öhman, A., & Rück, C. (2007). Four Principles of Fear and Their Implications for Phobias. In J. Rottenberg & S. L. Johnson (Eds.), *Emotion and psychopathology: Bridging affective and clinical science* (pp. 167–189). Washington, DC, US: American Psychological Association.

Öhman, A., & Soares, J. J. (1994). "Unconscious anxiety": Phobic responses to masked stimuli. *Journal of Abnormal Psychology*, *103*, 231–240. doi: 10.1037/0021-843X. 103.2.231.

Paivio, S. C., & Greenberg, L. S. (1995). Resolving "unfinished business": Efficacy off experiential therapy using empty-chair dialogue. *Journal of Consulting and Clinical Psychology*, *63*, 419–425. doi: 10.1037/0022-006X.63.3.419.

Paivio, S. C., & Pascual-Leone, A. (2010). *Emotion focused therapy for complex trauma: An integrative approach*. American Psychological Association, Washington, DC.

Panksepp, J. (2011). The neurobiology of social loss in animals: Some keys to the puzzle of psychic pain in humans. In G. MacDonald & L. A. Jensen-Campbell (Eds.), *Social pain: Neuropsychological and health implications of loss and exclusion* (pp. 11–52). Washington, DC: American Psychological Association.

Pascual-Leone, A. (2005). *Emotional processing in the therapeutic hour: Why the only way out is through*. Unpublished doctoral thesis. York University, Toronto.

Pascual-Leone, A. (2009). Emotional processing cycles in experiential therapy: "Two steps forward, one step backward". *Journal of Consulting and Clinical Psychology, 77*,

113–126. doi: 10.1037/a0014488.

Pascual-Leone, A., Gilles, P., Singh, T., & Andreescu, C. A. (2013). Problem anger in psychotherapy: An emotion-focused perspective on hate, rage, and rejecting anger. *Journal of Contemporary Psychotherapy*, *43*, 83–92. doi: 10.1007/s10879-012-9214-8.

Pascual-Leone, A., & Greenberg, L. S. (2007). Emotional processing in experiential therapy: Why "the only way out is through". *Journal of Consulting and Clinical Psychology, 75,* 875–887. doi: 10.1037/0022-006X.75.6.875.

Petersen, S. E., & Posner, M. I. (2012). The attention system of the human brain: 20 years after. *Annual review of neuroscience*, *35*, 73.

Pressman, S. D., Cohen, S., Miller, G. E., Barkin, A., Rabin, B. S., & Treanor, J. J. (2005). Loneliness, social network size, and immune response to influenza vaccination in college freshmen. *Health Psychology*, *24*, 297. doi: 10.1037/0278-6133.24.3.297.

Quirk, G. J. (2007). Prefrontal-amygdala interactions in the regulation of fear. In J. J. Gross (Ed.), *Handbook of emotion regulation* (pp. 27–46). New York: Guilford Press.

Rennie, D. (1990). Toward a representation of the client's experience of the psychotherapy hour. In G. Lietaer, J. Rombauts & R. Van Balen (Eds.), *Client-centered and experiential psychotherapy in the nineties* (pp. 155–172). Leuven: Leuven University Press.

Rennie, D. (1994). Client's deference in psychotherapy. *Journal of Counseling Psychology, 41*, 427–437.

Rice, L. N., & Kerr, G. P. (1986). Measures of client and therapist vocal quality. In L. S. Greenberg & W. M. Pinsof (Eds.), *The psychotherapeutic process: A research handbook* (pp. 73–105). New York: Guilford Press.

Rice, L. N., & Saperia, E. P. (1984). Task analysis of the resolution of problematic reactions. In L. N. Rice & L.S. Greenberg (Eds.), *Patterns of change* (pp. 29–66). New York: Guilford Press.

Rhodes, R. H., Hill, C. E., Thompson, B. J. & Elliott, R. (1994).Client retrospective recall of resolved and unresolved misunderstanding events. *Journal of Counseling Psychology, 41*, 473–483.

Rogers, C. R. (1942). *Counseling and psychotherapy; newer concepts in practice.* Boston: Houghton Mifflin.

Rogers, C. R. (1957). The necessary and sufficient conditions off therapeutic personality change. *Journal of Consulting Psychology, 21*, 95–103. doi: 10.1037/h0045357.

Rogers, C. R. (1951). *Client-centered therapy: Its current practice, implications and theory.* Boston Houghton Mifflin.

Rutter, M. (1985). Resilience in the face of adversity. *British Journal of Psychiatry, 147*(1), 598–611.

Safran, J. D., & Muran, J. C. (2000). *Negotiating the therapeutic alliance.* New York: Guilford Press.

Safran, J. D., Muran, J. C., & Eubanks-Carter, C. (2012). Repairing alliance ruptures. In J. C. Norcross (Ed.), *Psychotherapy Relationships that Work* (pp. 224–238). 2nd ed. New York: Oxford University Press.

Schore, A. N. (2001). Effects of a secure attachment relationship on right brain development, affect regulation, and infant mental health. *Infant Mental Health Journal, 22*, 7–66.

Shahar, B. (2013). Emotion-focused therapy for the treatment of social anxiety: An overview of the model and a case description. *Clinical Psychology & Psychotherapy.* doi: 10.1002/cpp.1853.

Timulak, L. (1999). Humility as an important attitude in overcoming a rupture in the therapeutic relationship. *The Person-Centered Journal, 6*, 153–163.

Timulak, L. (2008). *Research in psychotherapy and counselling.* London: Sage.

Timulak, L. (2011). *Developing your counselling and psychotherapy skills and practice.*

London: Sage Publications.

Timulak, L. (2014). Witnessing clients' emotional transformation: An emotion-focused therapist's experience of providing therapy. *Journal of Clinical Psychology*, *70*, 741–752. doi: 10.1002/jclp.22109.

Timulak, L., Buckroyd, J., Klimas, J., Creaner, M., Wellsted, D., Bunn, F., Bradshaw, S. and Green, G. (2013). *Helpful and unhelpful aspects of eating disorders treatment involving psychological therapy.* Lutterworth: British Association for Counselling and Psychotherapy.

Timulak, L., Dillon, A., McNally, S. & Greenberg, L. S. (2012). *Transforming Shame and Loneliness in an Emotion-Focused Therapy for Depression: An Analysis of Two Successful Outcome Case*s. 43rd Annual Conference of the International Society for Psychotherapy Research, Virginia Beach, USA.

Timulak, L., & Lietaer, G. (2001). Moments of empowerment: A qualitative analysis of positively experienced episodes in brief person-centred counselling. *Counselling and Psychotherapy Research, 1*, 62–73.

Timulak, L., McElvaney, J., & O'Brien, K. (2012). *Emotion-focused therapy for GAD.* Person-Centered and Experiential Conference, Antwerp, Belgium.

Timulak, L., & Pascual-Leone, A. (2014). New Developments for Case Conceptualization in Emotion-Focused Therapy. *Clinical Psychology & Psychotherapy.* ahead-of-print. doi: 10.1002/cpp.1922.

Tronick, E. (2005). Why is connection with others so critical? The formation of dyadic states of consciousness and the expansion of individuals' states of consciousness: Coherence-governed selection and the co-creation of meaning out of messy meaning making. In J. Nadel & D. Muir (Eds.), *Emotional development: Recent research advances* (pp. 293–315). New York: Oxford University Press.

Tronick, E., Als, H., Adamson, L., Wise, S., & Brazelton, T. B. (1979). The infant's response to entrapment between contradictory messages in face-to-face interaction. *Journal of the American Academy of Child Psychiatry*, *17*, 1–13. doi: 10.1016/S0002- 7138(09)62273-1.

Warwar, S., & Greenberg, L. S. (1999). Client emotional arousal scale–III. Unpublished manuscript, York University, Toronto, Ontario, Canada.

Watson, J. C., Goldman, R. N., & Greenberg, L. S. (2007). *Case studies in emotion-focused treatment of depression: A comparison of good and poor outcome*. Washington, DC: American Psychological Association.

Way, B. M., & Taylor, S. E. (2011). Genetic factors in social pain. In G. MacDonald & L. A. Jensen-Campbell (Eds.), *Social pain: Neuropsychological and health implications of loss and exclusion* (pp. 95–120). Washington, DC: American Psychological Association.

Weiss, J. (1993). *How psychotherapy works?* New York: Guilford Press.

Weiss, J., & Sampson, H. (1986). *The psychoanalytic process*. New York: Guilford Press.

Welling, H., & Greenberg, L. S. (2011). *The experience of the psychotherapist: Interview with Leslie Greenberg*. Downloaded Dec. 16, 2013. http://www.psicoterapiaintegrativa. com/ videos/The%20Experience%20of%20the%20Psychotherapist-Leslie%20 Greenberg.pdf.

后　记

　　本书提供了一个关于 EFT 的特殊视角，来与呈现出抑郁、焦虑和创伤体验的来访者一起工作。这种视角通过情绪转化的镜头来观察治疗过程，这一观点最初在帕斯夸尔－里昂和格林伯格的作品中呈现（Pascual-Leone & Greenberg，2007；Pascual-Leone，2009），后来在我与都柏林圣三一学院学生合作进行的研究项目中得到了发展（Crowley et al.，2013；Dillon et al.，2014；Keogh et al.，2011；Keogh et al.，2013；McNally et al.，2014）。

　　然而，为了充分理解以情绪为中心的、关于人类痛苦的不同理论及其在临床工作治疗中的差别，我鼓励读者去阅读数量众多且不断增加的 EFT 领域的杰出论著。例如，读者可以在格林伯格等人的经典著作《促进情绪变化》（Greenberg et al.，1993）中找到非常有用的 EFT 理论大纲和初步概念，这本书提供了 EFT 理论及其临床应用的概述（特别是体验性任务）。格林伯格和派维奥（Paivio）的经典著作《心理治疗中的情绪工作》（*Working with Emotions in Psychotherapy*，Greenberg & Paivio，1997）对前一本书进行了很好的补充，解释了如何针对不同情绪开展不同的工作。艾略特（Elliott）等人所著的《学习情绪聚焦疗法》（Elliott et al.，2004）以一种深入浅出的方式详细阐述了各种体验任务的使用。在格林伯格所著的《情绪聚焦疗法》（*Emotion-Focused Therapy*，Greenberg，2011）中也可以找到对 EFT 的简洁总结。同时，无论理论取向如何，治疗师在格林伯格所著的《情绪聚焦疗法：指导来访者解决他们的情绪问题》（*Emotion-Focused Therapy：Coaching Clients to Work Through Their Feelings*，Greenberg，2002）一书中都可以找到与情绪相关的指导。

EFT 也得到进一步发展，适用于解决一些特定的困难。这些发展在几本涵盖丰富理论知识和临床经验的手册中都有所体现，如格林伯格和沃森（Watson）所著的《抑郁的情绪聚焦疗法》（*Emotion-Focused Therapy for Depression*，Greenberg & Watson，2006），派维奥和帕斯夸尔 – 里昂所著的《复杂创伤的情绪聚焦疗法》（*Emotion-Focused Therapy for Complex Trauma*，Paivio & Pascual-Leone，2010）。沃森等人（Watson et al.，2007）的书借鉴了大量的案例研究，比较了 EFT 治疗抑郁的成功和失败案例。也有很多书涉及针对伴侣治疗的 EFT 疗法（Greenberg & Johnson，1988；Greenberg & Goldman，2008；Johnson，2004）。

我希望本书能对 EFT 领域做出贡献，可以进一步促进这种治疗方法的持续发展。我也希望它能激发专业读者对 EFT 的兴趣，它是一种关系疗法，以一种直接的、尊重的、关心的和赋能的方式治疗来访者的痛苦。最后，我希望它能丰富专业读者与来访者合作的方式，使他们能够与来访者一起挖掘人类弱点中隐藏的潜力，潜在的联结、关心和爱，还有公平、自由和力量。

北京阅想时代文化发展有限责任公司为中国人民大学出版社有限公司下属的商业新知事业部，致力于经管类优秀出版物（外版书为主）的策划及出版，主要涉及经济管理、金融、投资理财、心理学、成功励志、生活等出版领域，下设"阅想·商业""阅想·财富""阅想·新知""阅想·心理""阅想·生活"以及"阅想·人文"等多条产品线，致力于为国内商业人士提供涵盖先进、前沿的管理理念和思想的专业类图书和趋势类图书，同时也为满足商业人士的内心诉求，打造一系列提倡心理和生活健康的心理学图书和生活管理类图书。

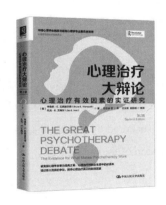

《心理治疗大辩论：心理治疗有效因素的实证研究（第2版）》

- 美国心理学会（APA）、中国心理学会临床与咨询心理学专业委员会强力推荐。
- 北京大学钱铭怡、美国堪萨斯大学段昌明、华中师范大学江光荣、清华大学樊富珉、同济大学赵旭东、北京理工大学贾晓明推荐。
- 心理健康工作者必读。

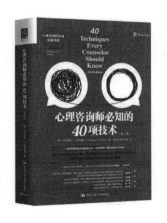

《心理咨询师必知的 40 项技术（第 2 版）》

- 心理咨询实际应用经典之作，全面详解心理咨询基本功技术；
- 心理咨询 9 大类别 40 项技术解决心理咨询过程中的痛点问题；
- 助力心理咨询师提升专业技能、成为合格的咨询师；
- 首都师范大学心理学博士、中国人民公安大学犯罪学学院副教授谢丽丽领衔翻译。